睡眠书

宋永言/著

萧文华/绘

江苏凤凰科学技术出版社

图书在版编目（CIP）数据

睡眠书 / 宋永言著. —南京：江苏凤凰科学技术
出版社，2020.5
　ISBN 978-7-5713-0745-5

　Ⅰ. ①睡… Ⅱ. ①宋… Ⅲ. ①睡眠 – 普及读物 Ⅳ.
①R338.63-49

中国版本图书馆CIP数据核字（2020）第007169号

睡眠书

著　　　者	宋永言	
绘　　　者	萧文华	
策　　　划	祝　萍	
责 任 编 辑	祝　萍　洪　勇	
责 任 校 对	杜秋宁	
责 任 监 制	方　晨	

出 版 发 行	江苏凤凰科学技术出版社
出版社地址	南京市湖南路1号A楼，邮编：210009
出版社网址	http://www.pspress.cn
印　　　刷	广州市新齐彩印刷有限公司

开　　　本	718 mm×1000 mm　1/16
印　　　张	9.75
字　　　数	100 000
版　　　次	2020年5月第1版
印　　　次	2020年5月第1次印刷

标 准 书 号	ISBN 978-7-5713-0745-5
定　　　价	49.80元

图书如有印装质量问题，可随时向我社出版科调换。

今天早上我又一次在闹钟的催促下，挣扎着睁开眼睛，与温暖的床铺做难舍难分的告别。但从离开床的那一秒钟开始，我已经在憧憬着夜晚再次投入它舒软的怀抱了。

大多数人熬了夜或是缺乏睡眠时，都必定有过浑浑噩噩、头昏脑涨、情绪不佳等感觉吧。

1964年前后，一个叫兰迪·加德纳的17岁高中生，尝试在不使用任何提神药的情况下，连续保持了长达11天的觉醒状态。

不过在这11天里，加德纳最初出现了情绪不稳定、笨拙、易怒的表现。接着，他开始出现妄想，声称自己曾是一名优秀的职业橄榄球运动员，事实上他并不是；然后他开始幻视，他看到了并不存在的一条从他的卧室延伸到森林的小路。他已经完全无法集中精神。

你看，连续11天不睡觉，人的身心的健康状况便十分不容乐观。

睡眠剥夺对身体造成的多种伤害，包括对免疫系统产生深刻影响，导致高血压、糖尿病、双向情感障碍等。长期失眠还会使人出现幻觉，导致精神病和长期记忆障碍。近年来屡见不鲜的"过劳死"案例中，许多都与睡眠不足密切相关。

"缺觉"用它的"实际行动"向我们证明着睡眠充足是多么重要。

充足的睡眠，不仅可以帮助我们消除疲劳、恢复体力，还能美容养颜、减肥瘦身、增强免疫力、促进生长发育、延缓衰老、促进心理健康……

想让"失眠君"滚蛋，想拥有优质睡眠，想知道睡眠的馈赠——梦境的神奇之处，或者干脆只是好奇除了人类以外的地球生物都怎么睡觉，你都可以翻开这本书。它将以图文并茂的形式为你讲述那些与睡眠相关的神奇事情。

相信我，翻开它，你一定会感受到睡眠这件事的有趣之处。

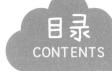

目录
CONTENTS

第一部分
睡前数一数 009

1 ABOUT 219 000小时 **010**

2 ABOUT 6~9小时 **012**

3 ABOUT 200毫升 **013**

4 ABOUT 15~20分钟 **014**

5 ABOUT 1/43 **015**

6 ABOUT 0~2次 **016**

7 ABOUT 22小时 **017**

第二部分
睡眠问一问 021

一、为什么要睡觉? **022**

二、世间万物的睡眠 **027**

三、睡多久才算睡够了? **029**

四、睡眠也能"囤积"吗? **037**

五、关于睡眠的过程　039

六、入睡是一秒钟的事儿　043

第三部分
享受睡眠全过程　045

一、睡得香的一日计划　046

二、睡觉的各种姿势　048

三、睡觉时腿、脚痉挛，原因不仅仅是缺钙　054

四、"世界睡眠日"的由来　061

五、全球睡眠时间排行榜　066

六、安睡五部曲　069

七、芳香安眠　082

八、睡前阅读　084

九、早起的美好一刻　085

十、不可小觑的午睡　092

十一、睡眠的"副产品"——梦　095

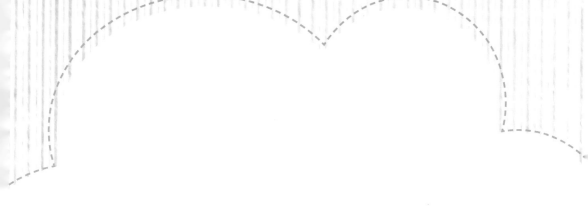

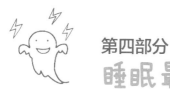

第四部分

睡眠最大的敌人——失眠 103

失眠 106

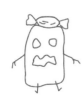

第五部分

睡眠的其他"敌人" 129

一、嗜睡症 130

二、睡眠呼吸障碍 132

三、昼夜节律性睡眠障碍 135

四、失眠职业排行榜 136

第六部分

睡成大美人 139

一、优质早餐 140

二、节律运动 142

三、傍晚时分运动　**145**

四、助眠瑜伽　**147**

五、安眠点按穴位法　**152**

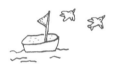 后记

睡眠之美　154

第一部分

睡前数一数

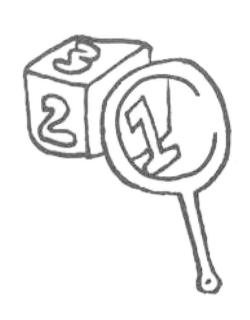

1 ABOUT 219 000小时

人一生中有1/3的时间花在睡眠上。

按人的平均寿命为75岁，平均每人每天睡8小时计算，一年有365天，则人的一生中总共有：75年x1/3 = 25年 = 75年x365天/年x8小时/天 = 219 000小时在睡觉。

而这个时间，你可以坐高铁在北京和南京之间往返21 900次。

可以坐宇宙飞船在地球和月球之间往返1 520次。

可以坐火箭在地球和火星之间往返17次。

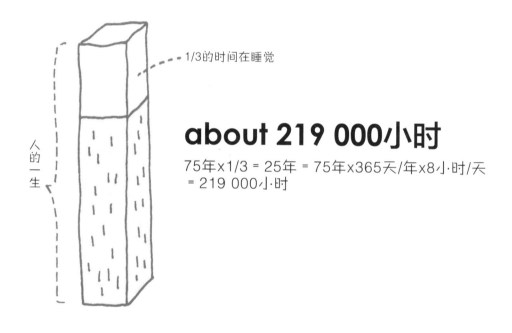

1/3的时间在睡觉

人的一生

about 219 000小时

75年x1/3 = 25年 = 75年x365天/年x8小时/天 = 219 000小时

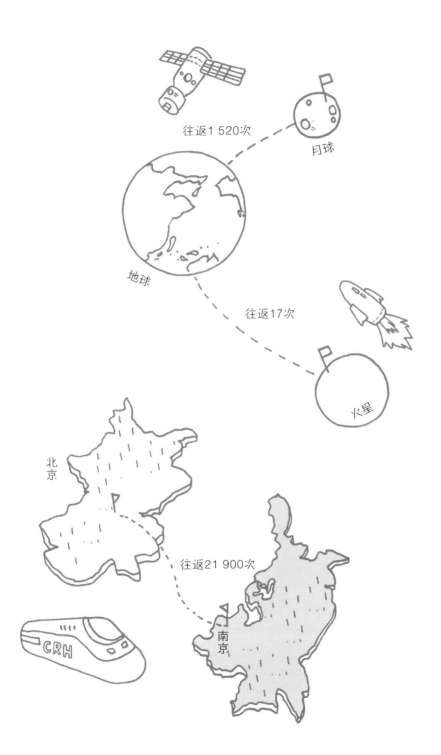

2　ABOUT 6~9小时

人的最佳睡眠时长一般在6~9小时，所以最好至少要保证6个小时的睡眠。

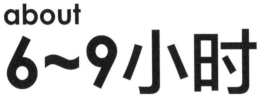

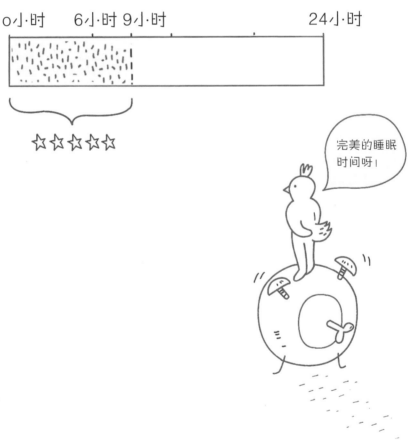

3 ABOUT 200毫升

睡觉时，人都会出汗。

一个成年人一晚上的出汗量约为200毫升，能装满一个小玻璃杯。

这就是早晨起床时我们常常会感觉口渴的原因之一。即使不口渴，也要在晨起后先喝一杯水，来补充睡眠中流失的水分，从而促进血液流动。

about 200毫升

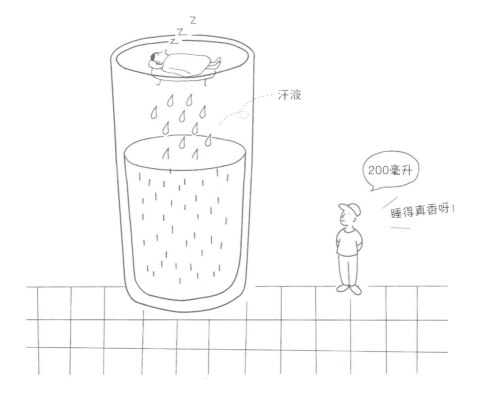

汗液

200毫升

睡得真香呀!

4 ABOUT 15~20分钟

工作间隙午睡一会儿，有助于缓解大脑疲劳，提高工作效率。

但不宜趴着午睡，推荐简单粗暴的"背靠椅子闭目休息法"，午睡时间控制在15~20分钟最佳。

about
15~20分钟

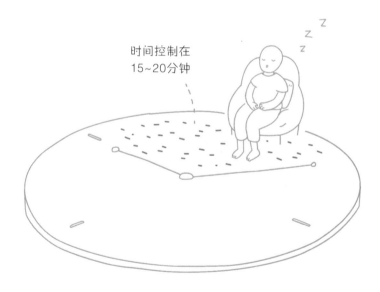

时间控制在
15~20分钟

午睡有助于缓解大脑疲劳！

5 ABOUT 1/43

人一晚上一般会做梦3~5个。

按人的平均寿命为75岁来算，一个人一生中至少会做104 390个梦，耗时50 000个小时！

约占总睡眠时间的1/43。

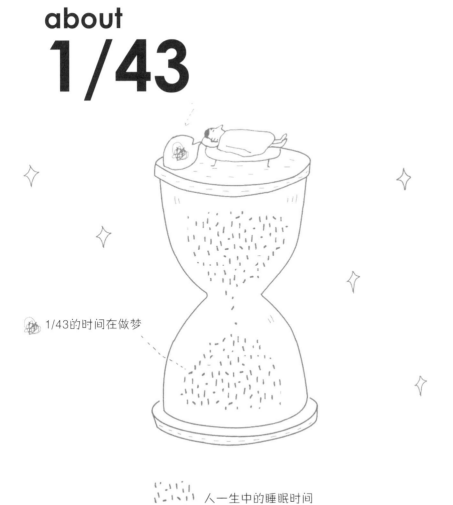

about
1/43

1/43的时间在做梦

人一生中的睡眠时间

6　ABOUT 0~2次

睡眠中，每晚正常的夜尿次数一般在0~2次。超过2次，则可能是喝水太多或有其他的病理原因。

about
0~2次

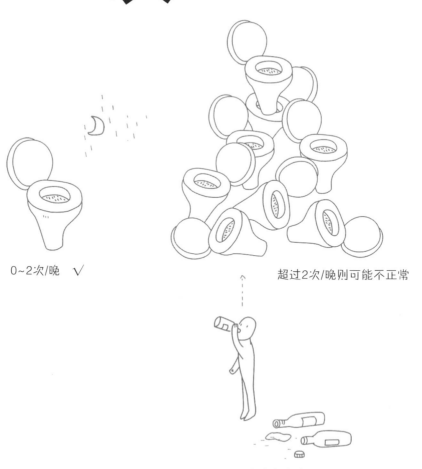

0~2次/晚　√

超过2次/晚则可能不正常

喝水太多或病理原因

7 ABOUT 22小时

若要给世界上最能睡的动物排个榜，树袋熊必定榜上有名。

树袋熊也叫考拉，其1天中的睡眠时间可长达22个小时。清醒的时候，它们的大部分时间也只用来吃东西，可谓真正意义上的"大懒虫"。

about 22小时

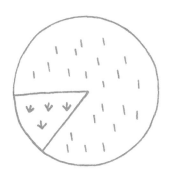

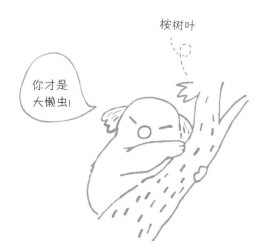

你才是大懒虫！

桉树叶

 睡觉的时间

吃东西的时间

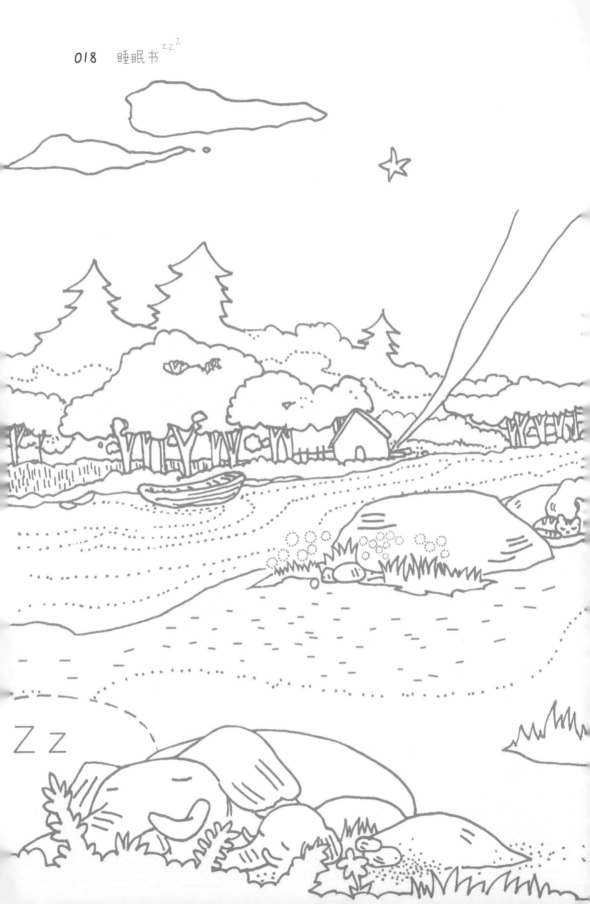

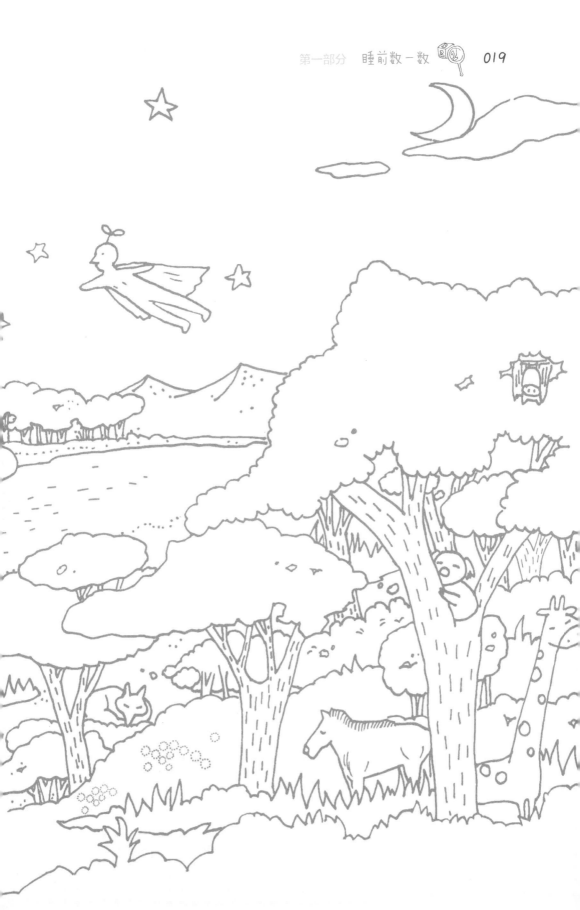

第二部分

睡眠问一问

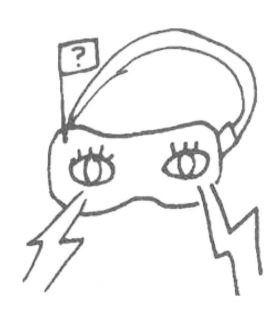

一、为什么要睡觉？

我们的一生，有1/3的时间要花在睡觉这件事上。

1/3的寿命啊，到底为什么一定要睡觉呢？难道不是在浪费生命吗？

为了搞清楚这个问题，从古至今，人类的探究从未停止。

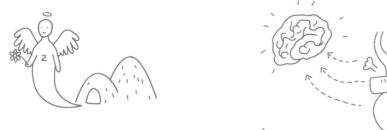

① 古希腊：人们相信有睡眠之神许普诺斯的存在，他住在黑暗的洞穴里，死神是他的兄弟

② 公元前384年~公元前322年：亚里士多德曾说过：睡眠是胃里分解食物后产生的气体向上充满大脑后导致的，俗称"脑子进气了"

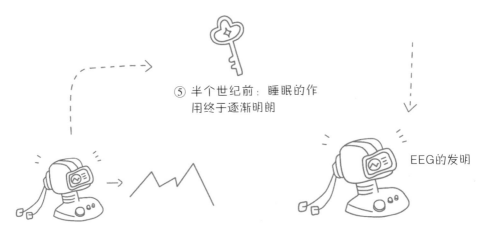

⑤ 半个世纪前：睡眠的作用终于逐渐明朗

EEG的发明

④ 20世纪50年代：美国心理学家纳撒尼尔·克雷特曼和学生尤金·阿塞瑞斯借助EEG揭开了睡眠分阶段的秘密

③ 1929年：德国精神病学专家瀚斯伯格发明了脑电图仪EEG

尽管这是一个惜时如金的时代，一分一秒的懈怠就可能让自己在竞争中被淘汰，但所谓"再苦不能苦孩子，再缺不能缺睡眠"，睡眠还是有它必须保证的理由。

1. 为第二天做准备

　　生活中除了激烈运动，还有像玩耍、学习、工作、吃饭等日常活动，也要耗费身体和大脑的很多力气。

　　而睡眠，则能让疲于奔命的大脑得到休息，缓解压力，并维持身体良好的免疫力，为新一天的体力和脑力活动提供后援！

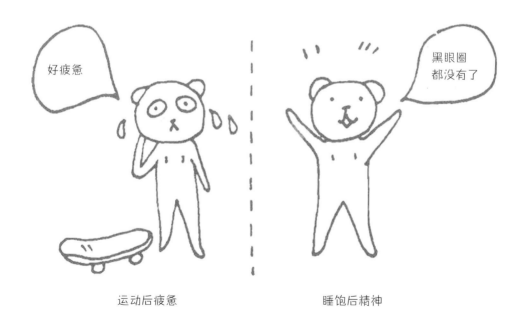

运动后疲惫　　　　　　　　睡饱后精神

2. 美容养颜

有一种激素叫"生长激素"，它还有一个特别的昵称——"天然美容剂"。因为它能促进皮肤细胞新陈代谢，让肌肤和毛发再生，还能促进雌激素分泌，帮助姑娘们保持肌肤的水嫩Q弹。

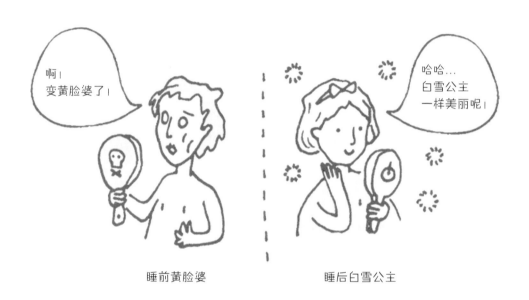

睡前黄脸婆　　　　　　　　睡后白雪公主

那它和睡眠有什么关系呢？

其实，70%的生长激素都是在我们坠入梦乡时分泌的，具体来说，是在我们刚入睡的前3个小时里。这一点雷打不动，不论你几点睡觉，都是如此。

3. 减肥瘦身

睡觉的时候,我们除了分泌生长激素,还会分泌皮质醇。

皮质醇是什么?

它是能把恼人的脂肪转变成能量的激素,换句话说,就是有助于减肥!是不是很厉害?

通常在凌晨3点,皮质醇就会开始大量分泌,然后在早晨6~8点达到水平高峰。凌晨0点到凌晨6点是关键时期,这个时段若有良好的睡眠,能让皮质醇的量达到最理想化。

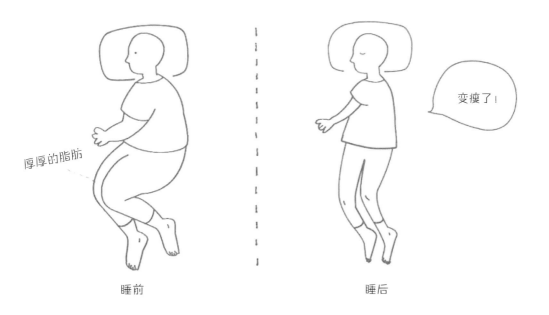

总的来说，睡眠充足对人体有各种好处；而睡眠不足时，就会……

其实反推一下就能知道，为此笔者作了一首极不工整的诗：

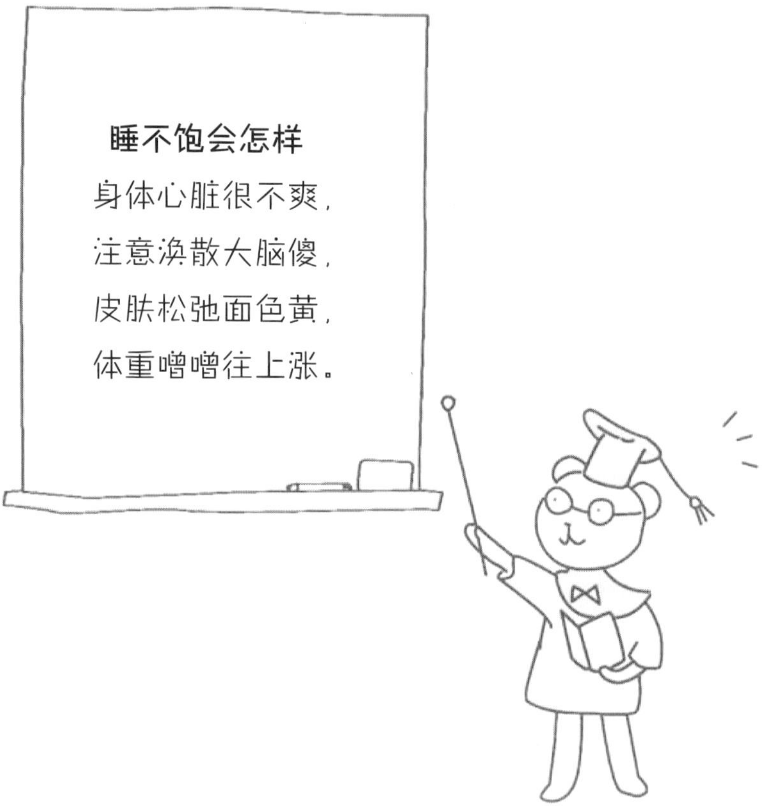

睡不饱会怎样

身体心脏很不爽，

注意涣散大脑傻，

皮肤松弛面色黄，

体重噌噌往上涨。

二、世间万物的睡眠

· 动物们：

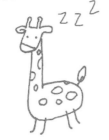

长颈鹿：几十分钟

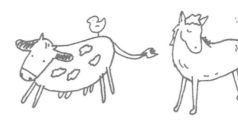

奶牛、马：3~4小时

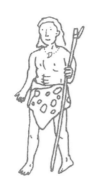

人类：6~9小时

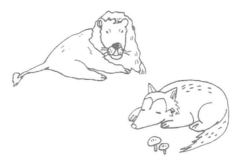

狮子、狼：10小时左右

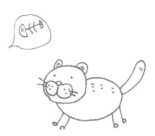

猫：10小时以上

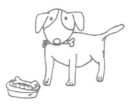

狗：10~18小时

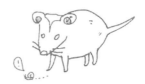

北美负鼠：18小时左右

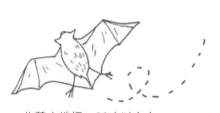

北美小蝙蝠：20小时左右

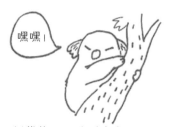

树袋熊：22小时左右

• 植物们：

植物也是需要睡眠的，它们睡眠时的姿势各异。

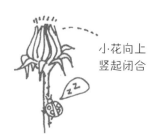

小花向上
竖起闭合

蒲公英：小花向上竖起闭合

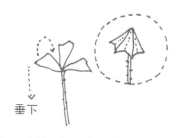

垂下

红三叶草：折叠自己的叶子

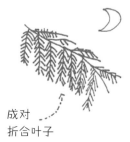

成对
折合叶子

合欢树：成对折合叶子

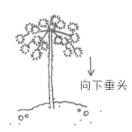

向下垂头

胡萝卜：花向下垂头

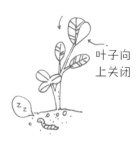

叶子向
上关闭

花生：叶子向上关闭

三、睡多久才算睡够了？

你一定听过8小时是最佳睡眠时间的说法。但它真的适用于所有人吗？为什么有人不用睡8小时也能神采奕奕，有人睡够了时间仍然困意难挡？

其实光论这个8小时是不对的。

在这个世界上，其实还存在着两种人：长睡眠者VS短睡眠者，据说这两种人均只占总人口数的不到10%。

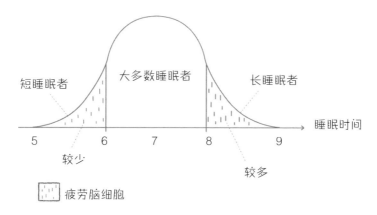

长睡眠者：不睡9个小时以上无法消除疲劳；性格：对压力敏感，脑细胞疲劳需要长时间睡眠才能恢复。

短睡眠者：6个小时或更少的睡眠就能精神焕发；性格：外向开朗，脑细胞疲劳程度也低。

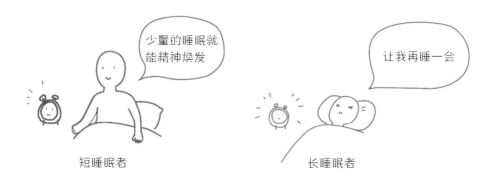

当然还有另一种分类：

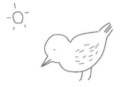

百灵鸟型

①早上起来元气满满。
②对早餐很有食欲。
③上午的工作效率极高。
④性格外向活泼，行事不拘小节。
⑤晚上睡得早，熬不了夜。

猫头鹰型

①早起困难户。
②对早饭毫无食欲。
③上午浑浑噩噩，下午才逐渐找回工作
　状态，晚上引擎全开。
④性格内向，遇事沉稳。
⑤拥有一个脆弱的胃肠道。

PS： 对于猫头鹰型的人来说，早起是一件十分痛苦的事。

不同类型的人群，可以参考如下通用的解决之道：

① 固定入睡、起床时间。

② 早起沐浴阳光。

③ 制定好有规律的用餐和运动时间。

④ 白天在敞亮的环境中工作，夜晚在较暗的光线里度过。

究竟睡多久才合适，其实没有定论。对于采取"一次性"睡眠（24小时只睡一次）的人类来说，睡眠质量远比睡眠时间更重要。

你的睡眠好吗？

看看下面三个问题，如果答案是YES，表示你的睡眠时间充足：

① 你能在20分钟内入睡吗？

② 你能一觉睡到天亮吗？

③ 早起的你神清气爽吗？

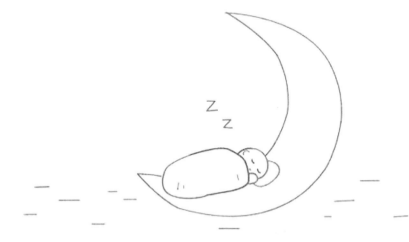

你缺觉吗？

身体若有以下这7个信号，很遗憾，那是你缺觉了。

① 躺倒就睡着："倒头睡"并不是什么值得炫耀的事，躺下后5分钟内就睡着的人，被认为存在严重的睡眠不足。

② 爱甜食、爱冲动：这是说从前你不是这样，后来莫名其妙变成了一个爱甜品、狂购物的人。因为缺觉会影响负责判断和注意力的大脑前额叶皮层，使人判断力下降，做事毛躁。

③ 健忘：日常性的丢三落四、说过的事转头就忘……也许是睡眠不足惹的祸。

④ 容易饿：缺觉影响生长激素分泌，导致人们对食物的需求渴望增大，然后很容易饿。

⑤ 反应迟钝：觉得阅读理解能力下降，读一份报纸还要来回看几遍。是的，缺觉也会削弱大脑决策力。

⑥ 白天会睡着：大白天看着电脑、打着字就睡着了？明摆着睡眠不足。

⑦ 脾气变差：本是温柔如水，如今暴躁不安？不足的睡眠会削弱人对脾气的控制力。

世界如此美妙，你怎能不好好睡觉？

前一晚没睡好的补救措施？

首先，很遗憾的是，睡眠不足无论如何都必然伤身。身体的健康，透支一次就要付出一次的代价。所以能避免熬夜就要尽量避免。

如果实在有不得不通宵完成的任务，以下的方法可以帮助你在第二天弥补熬夜对身体所造成的伤害，但绝不是你可以长期熬夜的理由。

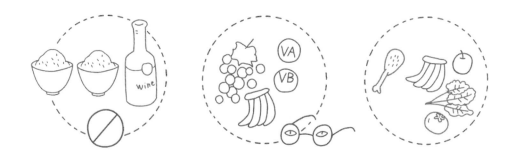

1. 如果知道自己今晚要熬夜，那么晚饭不要吃太饱，而且最好不要喝酒。

2. 熬夜后的你，要注意调整饮食结构，不要吃易上火的东西，同时注意补充维生素。维生素A和维生素B可以有效缓解眼部疲劳，给你熬夜后酸胀的眼睛补点营养。多吃水果，补充维生素C，对身体的恢复也很有帮助。

3. 少吃肉，多吃蔬果，以增加体内膳食纤维含量，避免出现熬夜可能导致的便秘情况。熬夜前可以先吃两颗维生素B营养片，能缓解疲劳，有利于肝脏解毒，并有提神效果；也可以先吃点维生素A含片或者胡萝卜，它们具有抗氧化的功效，能保护视力，预防因熬夜导致的近视度数加深。

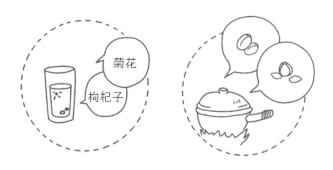

4. 多喝水。熬夜时身体最容易缺水，不妨泡一杯枸杞茶，再加点菊花，可以明目、降火。

5. 中医认为，常熬夜者一般多阴虚内热，可以煲一锅莲子百合瘦肉粥，有滋阴、清热、安神的功效。

6. 熬夜的次日早餐不要吃太多，但要注意营养搭配。多补充富含维生素C和胶原蛋白的食物，可帮助护理熬夜后变差的皮肤。

7. 熬夜的当晚喝点热牛奶，次日早晨喝点热粥，会感觉全身暖暖的，同时可以加快血液循环，有助于消除疲劳。

8. 熬夜后洗热水澡。同样可以加速血液循环，消除疲劳，热水洗脸和洗脚也有同样的效果。

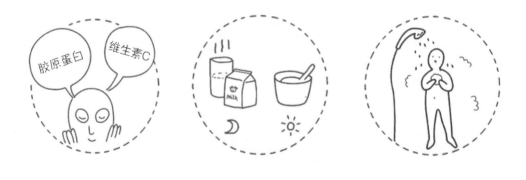

一刻钟闹钟法：评估你的睡眠时长

想要知道自己究竟每天睡多久才够？我们可以通过定闹钟来测试下。

在第一天，试着比往常提前一刻钟上床睡觉，第二天你还需要闹钟吗？如果是，就再提前一刻钟睡觉，直到再也不需要闹钟，一觉睡到自然醒。这就是你所需的睡眠时长了。

睡足觉，计划更容易实现！

　　英国赫特福德大学一项针对1000多人的睡眠质量和年度计划的实现情况评估报告显示，睡眠充足的人超过60%能实现年度计划，而缺少睡眠的人只有44%能实现年度计划。这是因为经常晚睡、缺少睡眠的人意志力更差，更容易感到疲惫，相对没那么愿意为任务付出努力。

　　所以下次别再随便拿拖延症做借口了，你很可能只是没睡饱！

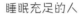

睡眠充足的人

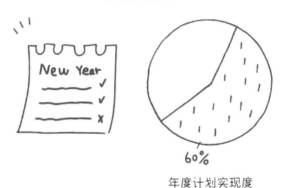

60%

年度计划实现度

缺少睡眠的人

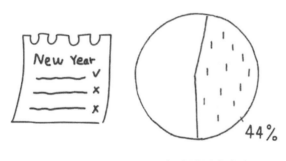

44%

年度计划实现度

对回笼觉 say no

　　尽管设置了好几个早起的闹钟，但醒来后总习惯性地按掉闹钟继续睡，来一个"回笼觉"？

　　这对于健康其实很不利，对于已经做好醒来准备的身体而言，再次入睡会让它失去起床的最佳时机，让睡眠质量大打折扣。

　　这也是"回笼觉"会让我们越睡越困的原因。

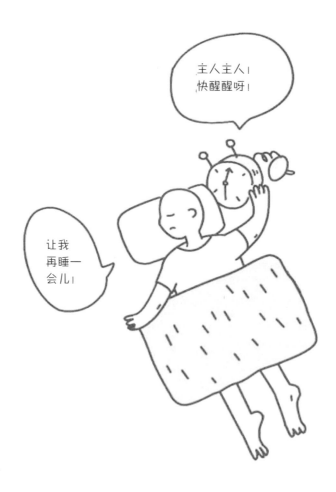

四、睡眠也能"囤积"吗?

我们习惯于囤积。

囤积粮食,可以管饱肚子;囤积衣服,可以随心变装;囤积钱财,可以繁荣富足;囤积人缘,可以八面玲珑……

这一习惯源自远古时代人类对不可知的未来抱有的危机感,延续至今。

于是我们不由得开始联想,如果睡眠也能像存款一样自由控制的话,就能更好地分配时间了。

然而偏偏现实生活不遂人意。

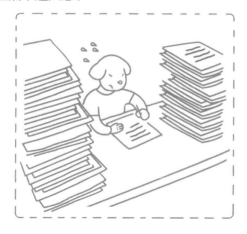

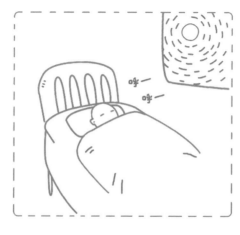

"星期一现象"：囤积睡眠，只会适得其反

　　在实验中，长期缺觉的老鼠的脑神经细胞不再合成具有代偿功能的酶，老鼠开始加速走向死亡。可见长期熬夜带来的大脑损伤，是单向箭头——不可逆的。

　　所以，注意了，如果你的周末睡眠时间比平时长2个小时以上，要严重怀疑工作日出现了"睡眠透支"。对于周末补觉的行为，程度轻微的调整是可以的；但如果自然醒的睡眠时间比平时多了3小时以上，就会打乱生物节律，降低睡眠质量，出现精神不振、哈欠连天的"星期一现象"。

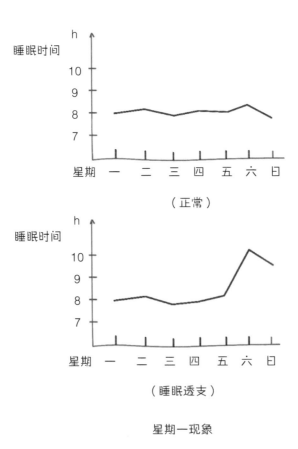

星期一现象

五、关于睡眠的过程

1765年，丰塔纳（Fontana）在研究中发现，猫在睡着不久后会出现轻微抽动的现象，这种表现在狗以及其他动物中同样时有发生。

直到1958年之后，这种睡眠现象才被确认为快速眼动睡眠（REM睡眠），它和无明显眼球运动的睡眠，即非快速眼动睡眠（非REM睡眠）共同构成猫的睡眠过程，并且也是人的睡眠过程。

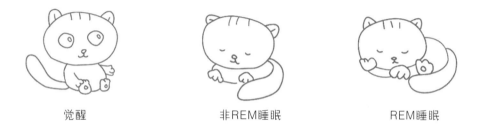

觉醒　　　　　　　　　非REM睡眠　　　　　　　　　REM睡眠

1. REM睡眠＝浅睡眠

尽管人类在智力方面以动物中最聪明的物种自居，但就REM睡眠而言，我们其实和两栖类动物、鱼类相差无几。

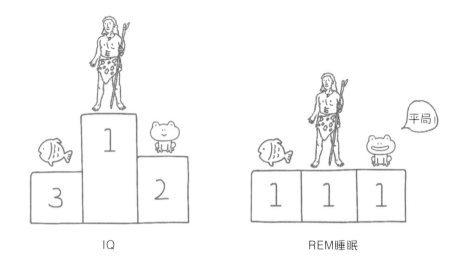

IQ　　　　　　　　　　　REM睡眠

REM睡眠是一种原始性睡眠，大脑皮层不甚发达的动物在进行REM睡眠时可以防止体温下降、能源消耗。

另外，对人类来说，REM睡眠可以帮助促进睡眠中的信息处理和记忆巩固。

当大脑内管理运动的部分把运动信号传送给肌肉，但是这些信号却在脑干部位被阻断时，就会发生REM睡眠时的状况：尽管大脑积极活跃，身体却无动于衷。

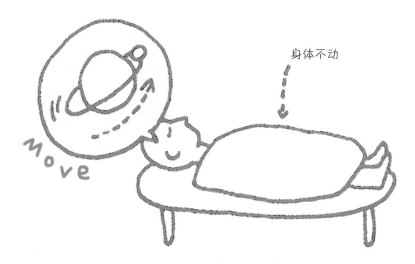

大脑十分活跃，身体无动于衷

2. 非REM睡眠 = 深睡眠

对于大脑更发达的动物以及人类来说，脑力活动比体力活动要消耗更多的能量。而REM睡眠仅仅让身体得到休息，大脑却仍在不停工作，也就并没有达到"休养生息"的目的，于是，另一种睡眠模式——非REM睡眠，应运而生。

它可以让身体和大脑都进入休眠，也就是我们通常所说的深度睡眠，在保证大脑皮层得到充分休息的同时，也能调节呼吸、体温、血液循环和激素分泌。

非REM睡眠有四个阶段：

Stage1：入睡期——时间短，部分意识残存。

Stage2：浅睡期——占到非REM睡眠的一半。

Stage3&stage4：合称慢波睡眠——脑电波慢速，属高质量深度睡眠阶段，梦游好发期。

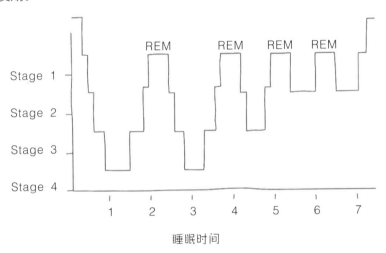

简单总结，我们的睡眠节奏其实就是这样的：

第一步，缓慢进入非REM睡眠期；

第二步，在70分钟后，进入REM睡眠期，持续20分钟；

第三步，再次转为非REM睡眠。

这样下来，一个循环周期大约为90分钟。

一个晚上，我们重复这个循环4~6次。

并且，越接近天亮的时候，REM睡眠的比例越大，非REM睡眠随之减少。

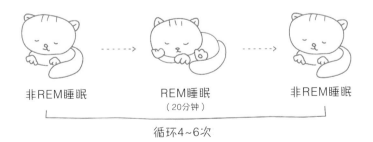

3. 特殊的FLASH睡眠

　　除了REM睡眠和非REM睡眠组成的基本睡眠模式，还有一种FLASH睡眠。它通常发生在睡眠不足的情况下，能够使人在以秒为单位的极短时间内睡眠，所以也叫"微小睡眠"，是身体的保护机制强制大脑进入睡眠的一种措施。此时，虽然人已经睡着了，但本人却察觉不到。

　　工作中出现FLASH睡眠是十分危险的，所以一定要尽量保持精力充沛。

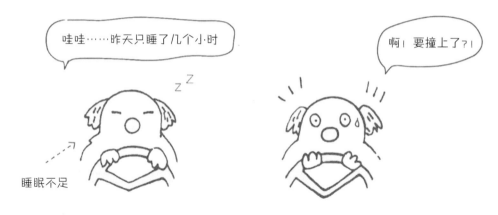

特殊的FLASH睡眠

六、入睡是一秒钟的事儿

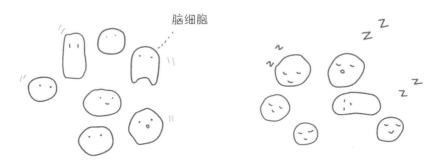

上一秒玩得很兴奋，下一秒就打起了呼噜

　　和人们想象的不同，不管你睡前在干什么，或者你觉得自己花了很长的时间才进入梦乡，入睡其实都是瞬间完成的，总共大概用不了1秒钟的时间，换句话说，几十亿个脑细胞，就是在这1秒钟里，瞬间进入了"待机"状态。

　　我们常说的"秒睡"，其实是有科学依据的。

　　这也是为什么你永远记不住自己是什么时候睡着的。

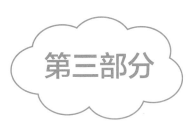

第三部分

享受睡眠全过程

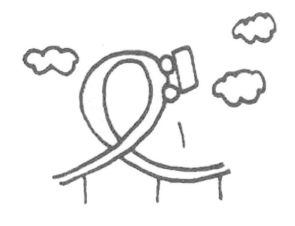

一、睡得香的一日计划

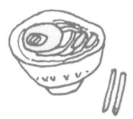

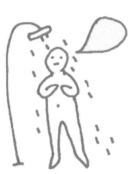

AM7：30
淋浴。洗个热水澡，
浑身舒畅

AM7：00
早餐。用美食来唤醒
大脑

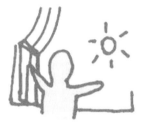

AM6：30
起床。拉开窗帘沐浴清晨阳光

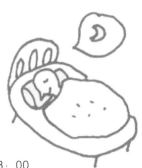

PM23：00
睡觉。记得上床前吹干
头发，才能甜甜入睡

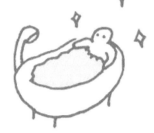

PM22：00
沐浴。睡前沐浴，感受香
氛围绕，可以放松身心

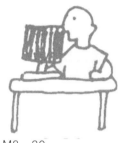

M8：30
班。记得工作时每隔2小时放
一下身体，做一下伸展运动

PM12：00
午餐

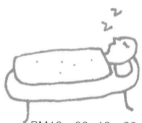

PM13：00~13：30
午睡。午睡可以快速补充精力

下班啦！

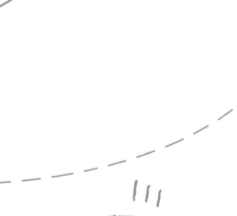

PM19：00
晚餐。晚餐不过饱，
选择易消化的食物

M20：00
休闲放松

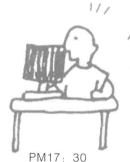

PM17：30
下班

TIPS

　　这个时间表仅作参考，可根据自
己的实际情况做一些调整。关键是要
保持固定的作息时间，才能睡得香。

二、睡觉的各种姿势

睡觉的姿势不仅能影响我们的睡眠质量和健康，还能反映每个人的性格。

1. 自由落体型

姿势：面向床趴着睡，双手抱着枕头，头靠枕头转向另一边。

性格：这种睡姿的人通常比较外向，性格也比较傲慢，讨厌自己的节奏被打乱。很爱面子，不喜欢被批评。

对健康的影响：有利于消化。

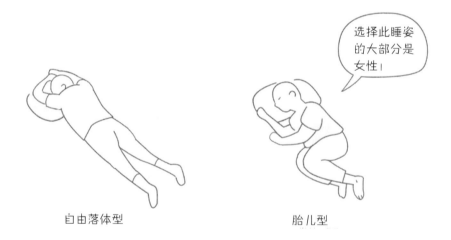

选择此睡姿的大部分是女性！

自由落体型　　　　　　　　　胎儿型

2. 胎儿型

姿势：蜷缩成胎儿姿势，如同在妈妈子宫里一样。这是最常见的睡姿，在1000人的调查中，有41%都是这样睡觉的。其中，女性比男性多一倍。

性格：内柔外刚，且有着一颗害羞而敏感的心，具有强烈的自我保护意识，爱撒娇。他们第一次见到陌生人时，可能会需要一段时间来熟悉，但很快就能放松下来。

对健康的影响：左侧卧可能会导致重力压在身体的重要器官（肝、胃、肺）上，所以如果选择胎儿型睡姿，要尽量将身体蜷缩在右侧。

3. 木头式

姿势：双臂在身体两侧向下伸展，身体靠一边平躺。

性格："木头式"的人性格比较随和，很合群。但容易轻信别人，某种程度上，他们可能会比较容易受骗。

对健康的影响：这一姿势可保持脊柱笔直，背部疼痛的人建议选择这一睡姿。

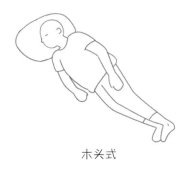
木头式

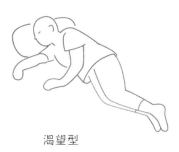
渴望型

4. 渴望型

姿势：靠侧躺，双臂由胸前向外伸展，呈渴望状。

性格：这种睡姿的人对新事物接受度较高，比较开放，但比较多疑，有点愤世嫉俗。他们在决定一件事情前需要反复权衡利弊，但一旦作出选择，就永远不可能去改变它。

对健康的影响：躺向一侧有助于缓解与胃酸反流、睡眠呼吸暂停等疾病相关的问题，但如果这些症状发生得很频繁，可能需要上医院看一看。

5. 士兵型

姿势：仰面平躺，双臂放在身体两侧。

性格：这样睡觉的人通常性格安静、保守。他们不喜欢大惊小怪，对自己和他人都有较高的标准。

对健康的影响：研究表明，仰卧睡眠可能会导致打鼾、呼吸困难、睡眠质量差等情况。家人经常抱怨你的鼾声吵得他们睡不着？不妨试着翻下身。

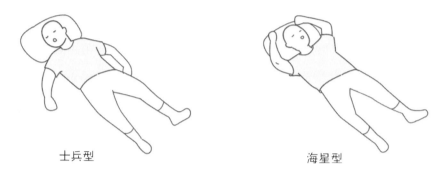

士兵型　　　　　　　　　　　　海星型

6. 海星型

姿势：面朝上，双手举放在枕头上。

性格：这种睡姿的人是最好的听众，因此身边有不少好朋友。他们总是在朋友有需要时提供帮助。不过，他们不喜欢成为别人关注的焦点。

对健康的影响：跟士兵式一样，海星型睡眠姿势更容易睡觉时打鼾、呼吸困难，因此晚上通常休息不好。

7. 帝王型

姿势：四肢呈大字形平躺。

性格：这种姿势展现出你真诚的个性。你是一个令人感到舒服的爱人、美的崇拜者，但同时你也是一个挥霍无度的人。你的个性上有着另外一种令人不快的特点——好管闲事，而且更糟糕的是，你看起来很喜欢说长道短。

对健康的影响：同海星型和士兵型。

8. 二郎腿式

姿势：平躺，交叉跷着二郎腿，手在胸前环抱。

性格：通常比较自恋，会习惯于固有的生活模式，比较难接受生活上的变化。会下意识地把独处视为最佳的选择。

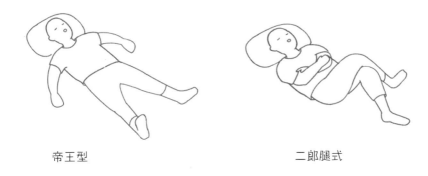

帝王型　　　　　　　　　　　　　二郎腿式

对健康的影响：双臂压在胸前不利于呼吸，跷起二郎腿不利于下肢血液循环。

9. 被窝式

姿势：将棉被从头盖到脚把自己埋起来。

性格：你在公共场合会表现得落落大方、率直爽朗，但在你内心深处埋藏着害羞与软弱。在遭遇到困难重重的问题时，你宁愿自己承受这种痛苦烦恼的煎熬，也不愿开口求人帮忙。

对健康的影响：棉被盖住口鼻，不利于睡眠中的顺畅呼吸。

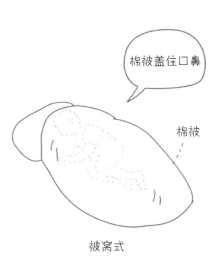

被窝式

10. 其他姿势

对健康的影响：不同的姿势对呼吸、循环等系统会有不同程度的影响，宜根据个人身体情况选择适合自己的睡姿。

11. 动物们的睡姿

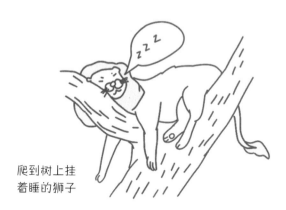

爬到树上挂
着睡的狮子

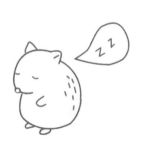

坐着打盹的土拨鼠

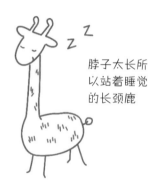

脖子太长所
以站着睡觉
的长颈鹿

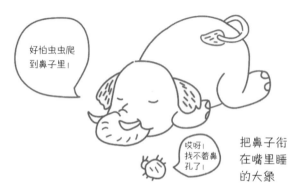

把鼻子衔
在嘴里睡
的大象

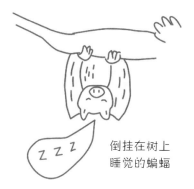

倒挂在树上
睡觉的蝙蝠

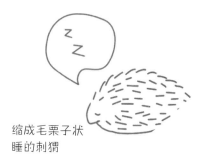

缩成毛栗子状
睡的刺猬

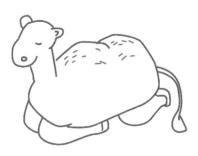

跪着睡觉的骆驼

TIPS

为什么睡觉要翻身？翻身的意义到底是什么？

① 让热量、湿气随动作散发，避免聚集。

② 避免身体长时间一处受压，维持血液循环顺畅。

③ 消除肌肉疲劳，矫正脊椎歪曲。

④ 调整睡眠节奏。

三、睡觉时腿、脚痉挛, 原因不仅仅是缺钙

腿抽筋, 学名叫肌肉痉挛, 是一种肌肉自发的强制性收缩。你是否也有过酣睡正香时, 只是伸个懒腰, 忽然就小腿抽痛, 掰都掰不利索的时候? 你以为那只是身体缺钙, 多吃钙片补补钙就可以了?

实际上, 睡眠中腿、脚部痉挛的原因, 并非缺钙那么简单。

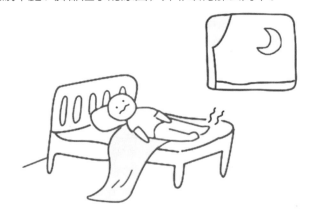

可能导致肌肉痉挛的几种情况

1. 睡觉时受冷

我们冷的时候, 牙齿会打战, 浑身会发抖, 这都是肌体通过骨骼和肌肉的震动, 为身体增加热量的应激反应。所以, 当晚上气温较低, 小腿肌肉受寒冷刺激时, 极有可能会发生痉挛, 把你疼醒。

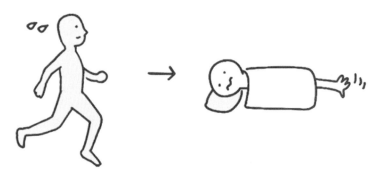

2. 肌肉连续收缩过快

腿部肌肉不仅怕冷，也怕累。在剧烈运动时，人的全身处于紧张状态，腿部肌肉收缩过快，放松的时间太短，会导致局部代谢产物——乳酸增多，令肌肉的收缩与放松节奏难以协调，从而引起小腿肌肉痉挛。

3. 新陈代谢出问题

白天的运动时间过长，运动量过大，会让身体大量出汗。此时如果没有及时补充盐分，就会让体液和电解质大量丢失，导致代谢废物堆积，肌肉局部的血液循环变差，容易引起夜晚睡觉时发生肌肉痉挛。

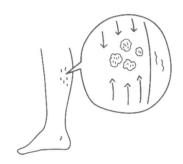

4. 疲劳过度

白天爬山、登高时，小腿肌肉最容易发生疲劳。因为这样的运动都是一侧腿部支撑全身重量，在这种情况下，小腿肌肉提起脚所需的力量将是人体重量的6倍。当这条腿疲劳到一定程度，它就会通过痉挛来表达不满。

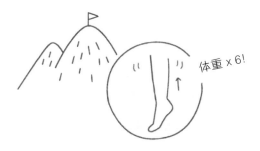

体重×6!

5. 睡眠姿势不好

　　长时间仰卧，使被子压在脚面；或长时间俯卧，使脚面抵在床板上，都会迫使小腿某些肌肉群长时间处于绝对放松的状态，引起肌肉的"被动挛缩"。

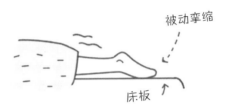

6. 缺钙

　　血液中缺钙也会引起痉挛，因为钙离子在肌肉收缩的过程中起着重要作用。当血液中钙离子浓度太低时，肌肉的兴奋性就会上升，一点轻微的刺激就会使人发生痉挛。

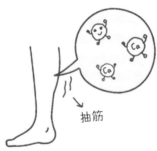

小腿痉挛了怎么办？

　　（1）小腿痉挛时，程度轻的可以适当活动下肢，让痉挛自行缓解；疼痛剧烈时，可以热敷并按摩腿部腓肠肌，也可以用松节油揉擦局部。

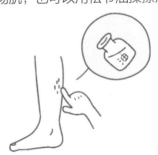

（2）迅速掐压手上合谷穴（就是手臂虎口、第一掌骨与第二掌骨之间的凹陷处）和上嘴唇的人中穴（就是上嘴唇正中靠近上方鼻尖处）。一般掐压20~30秒即可，肌肉即会随之松弛，疼痛也会随之缓解。据说该方法有效率达90%。

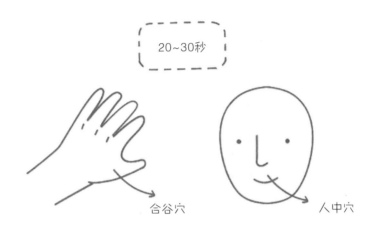

20~30秒

合谷穴　　　　　　　　　　人中穴

（3）针刺承山穴（在小腿后区，腓肠肌两肌腹与肌腱交角处）、委中穴（在膝后区，腘横纹中点）等。这个方法适用于肌肉痉挛发作频繁的患者，要想效果更好，还可以适当加服镇静剂。

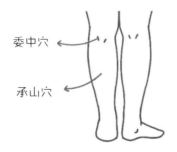

委中穴

承山穴

（4）自我按摩：按摩可以温经通络、解痉止痛，能缓解腓肠肌痉挛所致的小腿肌肉僵硬、剧痛等症状。如果在睡眠中忽然发生腓肠肌痉挛，可以首先背屈患脚，给腓肠肌一个被动牵拉力，解除痉挛，然后再进行自我按摩。

具体方法如下：

① 按揉小腿肌肉：取坐位，一手或者双手用按法或揉法，自腘窝至跟腱用力按揉数分钟，直至小腿肌肉放松了为止。

② 揉腘窝：取坐位，用双手食指和中指点揉腘窝，时间约2分钟。

③ 点承山穴（就是小腿伸直时肌肉出现的人字形凹陷处）：取坐位，用拇指点揉承山穴，力度以有酸胀感为宜，时间约2分钟。

④ 弹拨跟腱：取坐位，用拇指用力弹拨跟腱数十次。

⑤ 揉搓小腿：取坐位，用双手相对用力揉搓小腿肌肉，时间约2分钟。

⑥ 拍打小腿：取坐位，双手五指自然并拢，掌指关节微屈，虚掌平稳而有节奏地平拍小腿，时间约2分钟。

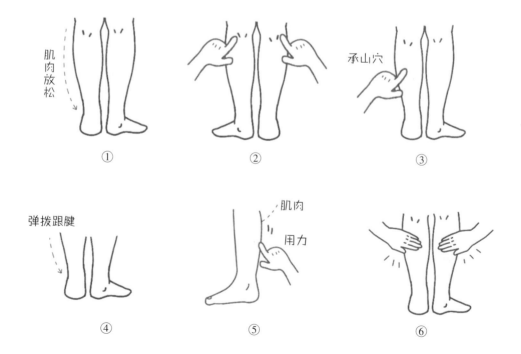

日常生活防抽筋六法

（1）睡觉时注意保暖驱寒，尤其是冬天，不要把腿撂在被子外面。

（2）日常走路或者运动时要注意适度，不要让腿部肌肉太过疲累。

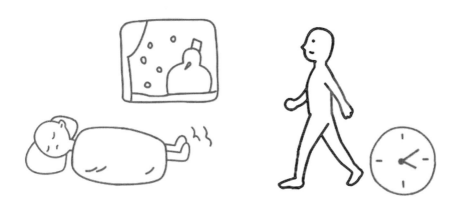

（3）穿舒服的鞋子。合适的鞋可以有效缓解小腿疲劳，尤其是对于扁平足患者，或者因存在其他身体问题而更容易发生腿部痉挛的人群。

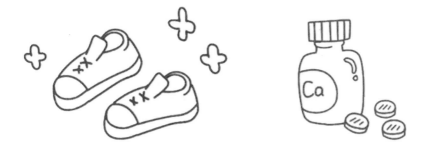

（4）拉松被褥。仰卧睡觉时，被子压着脚，容易导致肌肉痉挛的发生，这时我们只需将被子拉松一些就可以了。

（5）适当补钙。确认是缺钙引起的痉挛，可在遵医嘱的情况下，明确低钙原因，对症地适当补钙。正在发育期的青少年尤其要注意这点。

（6）多喝水。特别是平时活动量大，出汗多的人群，要及时并适量地补充水分和盐分。

注意：频繁发作的痉挛可能是血管病的征兆，需要及时就医。

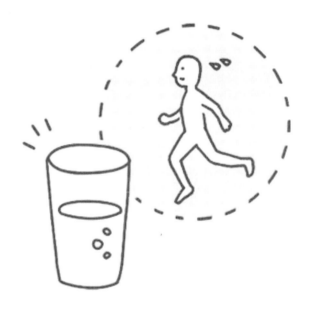

四、"世界睡眠日"的由来

2003年，一份中国睡眠研究会对全国4万份调查问卷的统计结果显示：高达38.2%的中国城市居民存在着不同程度的失眠症状。

为了引起人们对睡眠重要性和睡眠质量的关注，国际精神卫生和神经科学基金会发起了一项全球睡眠和健康计划，将每年的3月21日定为"世界睡眠日"。中国睡眠研究会在2003年将其正式引入中国。

将世界睡眠日定在3月21日，是因为这天是春季的第一天，而季节变化的周期性、睡眠的昼夜交替规律都与人们的日常生活息息相关。

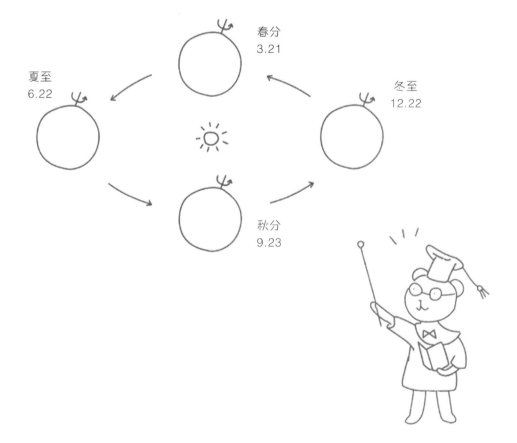

为什么要设立这样一个日子

医学研究告诉我们，即使是偶尔的失眠，也会造成第二天的疲倦和动作不协调，而长期失眠更是会导致注意力难以集中，使人出现记忆障碍，影响人的情绪，甚至免疫功能。有时，失眠还可能是身体潜在疾病的外在表现形式之一。

"世界睡眠日"就像一个定时闹钟，每年都在提醒人们关注睡眠健康及质量，同时也是关注生活质量和身体健康。

竟然有不同的版本

世界睡眠日有多个版本。

版本1：3月21日，它由国际精神卫生和神经科学基金会在2001年发起，并在2003年由中国睡眠研究会正式引入中国。

版本2：是由世界睡眠医学学会于2008年发起的一项健康计划，并提议将世界睡眠日定在每年3月的第三个星期五。

版本3：世界睡眠日是3月第二个完整周的星期五。

不过在中国，我们习惯于使用第一个版本，并且还会在每年给它设立不同的主题。

2009年世界睡眠日："让孩子多睡一小时。"

2010年世界睡眠日："关爱儿童睡眠，多睡一小时。"

2011年世界睡眠日："关注老人睡眠，多睡一小时。"

2012年世界睡眠日："关注睡眠品质，多睡一小时。"

2013年世界睡眠日："自然深睡眠，多睡一小时。"

2014年世界睡眠日："健康睡眠，平安出行。"

2015年世界睡眠日："健康睡眠，多睡一天。"

2016年世界睡眠日："美好睡眠，放飞梦想。"

2017年世界睡眠日："健康睡眠，远离慢病。"

2018年世界睡眠日："规律作息，健康睡眠。"

2019年世界睡眠日："健康睡眠，益智护脑。"

版本一：
3月21日
2001年发起，
2003年引入
中国

版本三：
3月第二个
完整周的星
期五

版本二：
3月的第三
个星期五

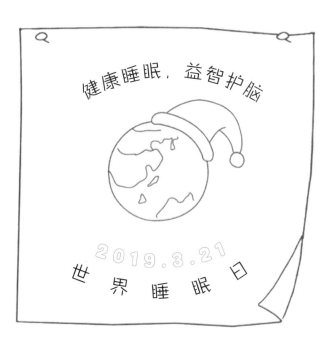

健康睡眠，益智护脑

2019.3.21

世界睡眠日

中国睡眠健康市场潜力巨大

最新的相关调查报告显示，国民睡眠质量分布呈现明显的地域特点：快节奏生活的一线城市，如生活压力较大的上海、北京、深圳等，以及自然条件不够理想的城市，如日照时间太长的新疆，夏季酷热的武汉，季节更替过于迅猛的合肥，大家普遍睡不够。

由于经济放缓、人口增长、食品安全、环境污染等引发的巨大工作和生活压力问题、睡眠问题，如今已成为全球性的课题，于是各种与睡眠相关的产业也逐渐兴起。

在日本，民众的失眠发生率为20%，他们研发出可以感知和记录心跳、体温、血压等睡眠状况的便携仪器，以便据此来设计个性化的助眠产品。

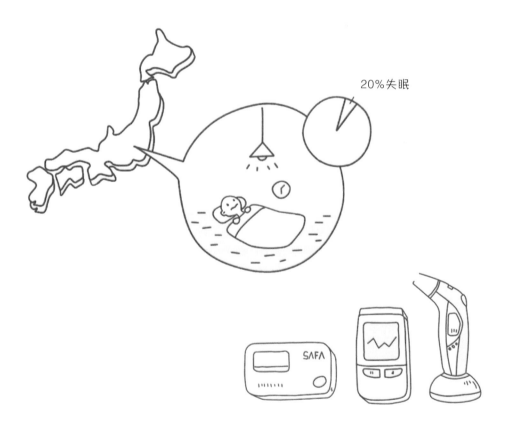

20%失眠

　　放眼中国，睡眠健康市场也逐步形成了一块大蛋糕。相关产品不仅包括床上用品和可以促进睡眠的各种医药保健产品、器械、食品、图书、音像制品等，就连手机软件都来凑"睡眠经济"的热闹。有统计称，中国睡眠健康市场的容量高达千亿元，可见潜力巨大。

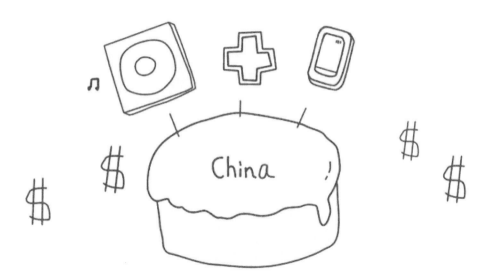

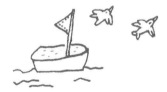

五、全球睡眠时间排行榜

不久前，Polar Electro日本分公司公布了一份全球睡眠时间排名，这些数据比较了来自全球28个国家或地区的男性和女性健身追踪器使用者的睡眠情况，结果发现日本人每晚的平均睡眠时间为6小时35分钟，比国际平均水平少45分钟，甚至比睡眠时间最多的芬兰几乎少了1个小时。

平均睡眠时间排前几名的国家或地区如下：

男性：

排名	国家或地区	时间
1	芬兰	7小时24分钟
2	爱沙尼亚、法国	7小时23分钟
3	奥地利	7小时21分钟
4	荷兰	7小时20分钟

女性：

排名	国家或地区	时间
1	芬兰、比利时	7小时45分钟
2	爱沙尼亚	7小时44分钟
3	荷兰、加拿大	7小时41分钟
4	奥地利	7小时36分钟

此外，英国排名也相对靠前，男性排名第8，女性排名第11。美国排名则相对靠后，男性排名第16，女性排名第13。

睡眠时间垫底的国家或地区为:

男性:

排名	国家或地区	时间
1	哥伦比亚	6小时49分钟
2	巴西	6小时47分钟
3	以色列	6小时42分钟
4	中国香港	6小时42分钟
5	日本	6小时30分钟

女性:

排名	国家或地区	时间
1	中国	7小时11分钟
2	哥伦比亚	7小时10分钟
3	中国香港	6小时59分钟
4	以色列	6小时51分钟
5	日本	6小时40分钟

与其他国家相比,中国男性的睡眠时间相对较少,平均每晚只有6小时52分钟。但日本人还是夺下了两个倒数第一,男女都只有约6个半小时的睡眠时间。

1. 越是大城市，越爱周末

比如在纽约这种大城市里，周末是自己难得的悠闲时光，所以生活节奏和睡眠时间都跟平日大有不同。而同样在美国，像佛罗里达州的奥兰多，这座以休闲闻名的城市里，人们对周末的悠闲生活的期盼便没有那么执着了，因为他们天天都悠闲地过。

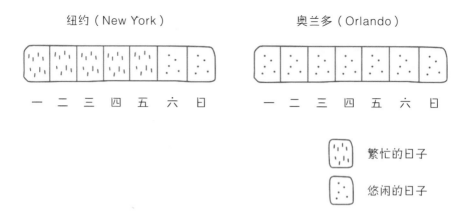

2. 不完全沉睡的城市

不管是在什么时间，每座城市最多只有95%的人睡着了。总有些"夜猫子"还没开始睡，而百灵鸟型的人已经起来了。此外，昼夜颠倒、上班打瞌睡的也不少，每时每刻都总有人在睡觉。

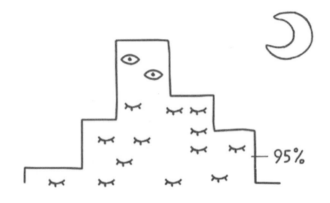

六、安睡五部曲

第一部 沐浴

在水疗法的原理中，睡前温水浴可以促进人体肌肉的放松和血液循环，西方睡眠实验同样也证实了温水浴有助于睡眠，尤其能提高老年人的睡眠质量。

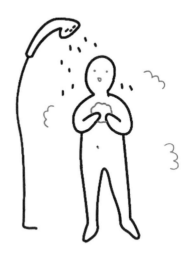

1. 温水浴

沐浴时水温不宜过高，热水虽可让人浑身轻松，但容易引起口渴和焦躁。女性在经期更要避免热水浴，否则容易引起出血、盗汗，干扰睡眠。

理想的沐浴水温为38~40℃，悠闲地泡上20分钟，沐浴后应喝点水补充一下水分。

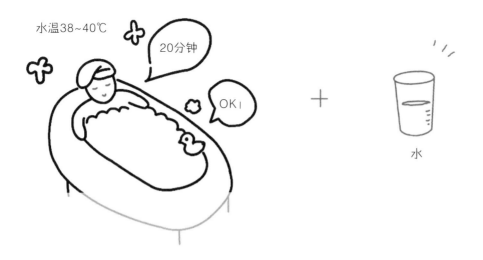

水温38~40℃

20分钟

OK！

水

2. 足浴

　　足浴可以促进人体脚部血液循环，消除疲劳，改善睡眠。如果累得不想洗澡了，不妨试试。

　　首先，装满一盆热水（45~47℃），一盆冷水，水深没过脚踝；然后，双脚先在热水中泡3分钟，再在冷水中泡30秒，重复4次；最后，擦干水，穿上温暖短袜，上床睡觉。

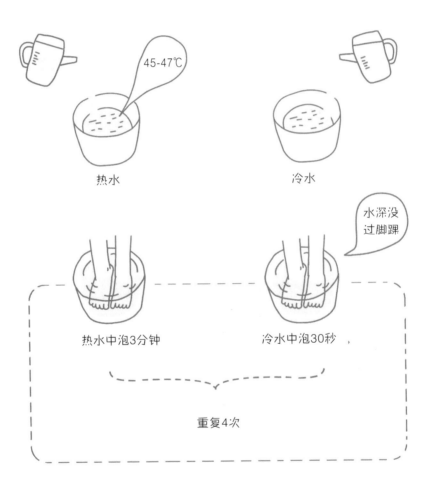

热水　　　　　　　　　　　　　　　　冷水

水深没过脚踝

热水中泡3分钟　　　　　　　　　冷水中泡30秒

重复4次

3. 出浴后

带着热腾腾的水汽走出浴室后的15~30分钟，是钻进被窝的最佳时机，这时沐浴时上升的体温开始慢慢下降，身体的温度刚刚好，此时不去睡觉更待何时？但要记得擦干身体和头发。

第二部　温度

睡眠环境对人的睡眠质量有很大的影响。

理想睡眠的卧室温度：一般人睡觉时室内温度在20~23℃最为适宜，高于24℃就会影响休息。理想睡眠的被窝温度为32~34℃。

那么在炎热的夏季和寒冷的冬季里，该如何营造一个舒适的睡眠环境呢？

1. 夏季熟睡法——巧用空调

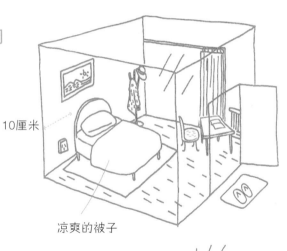

10厘米

凉爽的被子

TIPS

（1）睡前2小时，空调调到25~26℃的强风挡，给家具和墙壁都降温。

（2）由于入睡后人的体温会下降，所以睡前宜将温度提高至27~28℃，并预定3小时后自动关闭。

（3）使用凉爽吸湿的被褥，并且保证床的位置距离墙壁10厘米以上，避免被吸收了热量的墙壁影响。

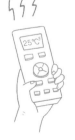

空调开到25~26℃

2. 冬季熟睡法——暖炉电热毯齐上

使用暖炉、电热毯等保暖器具的方法适合于没有供暖的地区的朋友，同时使用时要注意安全；对于北方有暖气的朋友，在控制温度的同时，要注意使用加湿器把湿度控制在45%～55%。

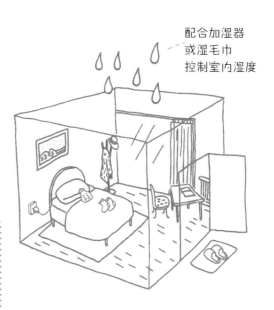

配合加湿器
或湿毛巾
控制室内湿度

TIPS

（1）使用暖炉或空调把室温控制在18~19℃，配合加湿器控制湿度。

（2）睡前打开电热毯预热床铺，但在睡时要关闭，否则皮肤整晚持续升温，会导致身体水分丢失过多；用热水袋替代电热毯也是不错的选择。

（3）若使用空调，要注意在睡前关闭，不过暖炉可以整晚开启。

（4）使用厚窗帘、厚被褥，隔绝冷空气。

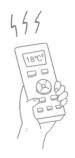

第三部　光线

大脑分泌的"褪黑激素"有助于提高我们的睡眠质量。然而光亮是它的天敌，当光照增加时，褪黑激素分泌会减少，人的入睡会变得困难。

一支燃烧的蜡烛拥有约1勒克斯的光照度。

天花板吊灯为500～700勒克斯光照度。

光线强度≥500勒克斯时，褪黑激素分泌便会下降。

所以，睡前1小时，调低照明灯具的亮度，或使用可调灯具、芳香蜡烛等，让房间的光线幽暗温暖，整个人也会变得安静下来。

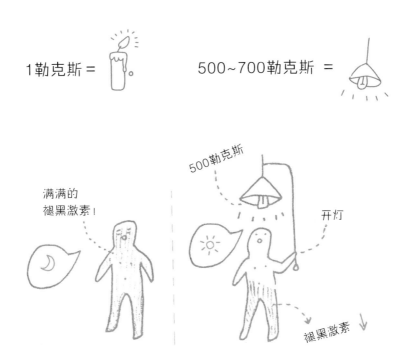

1勒克斯 =　　　500～700勒克斯 =

500勒克斯

满满的
褪黑激素！

开灯

褪黑激素

第四部 床品

1. 床架

　　世界上人们的睡眠方式和习惯等各不相同，不过对多数人来说，睡觉时首先还是要有一张铺着床垫的舒适的床。

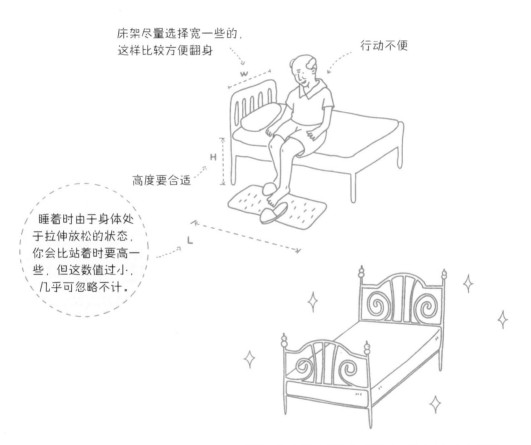

床架尽量选择宽一些的，这样比较方便翻身

行动不便

高度要合适

睡着时由于身体处于拉伸放松的状态，你会比站着时要高一些，但这数值过小，几乎可忽略不计。

式样：和房间整体的装潢风格一致,可以赏心悦目

特别的床系列：

水床：顾名思义，就是用水填充的床。水床可以完全贴合身体曲线，均匀分布重量，消除压力，对脊椎能起到特别护理作用。

吊床：便携、卫生，在热带丛林和炎热夏季尤为适用。

冰雕床：用冰块雕制而成，寒气逼人。

蹦床：一种体育器械，而蹦床运动是当下比较受欢迎的一种休闲健身运动。

水床

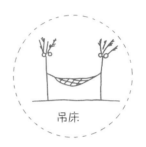

吊床

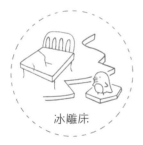

冰雕床

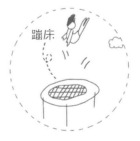

蹦床

TIPS

床架选择：

床宽：尽量选择宽一些的，这样比较方便翻身。

床长：一般要比人的身高长10~15cm。

床高：在保证牢固的前提下，可以自由选择。不过对于老年人和行动不便人士，应选合适的高度以保证上下床方便。

式样：和房间整体的装潢风格一致，可以赏心悦目。

2. 床垫

床垫是一张床是否舒适的一个重要的影响因素，也是能否获得高质量睡眠的关键所在。

判断软硬度小窍门：

在床垫上仰面躺平，把手掌插入腰下：

① 若手掌能在身下自由移动，说明脊椎和床垫之间有空隙，床垫过硬。

② 若手掌很难插入身下，说明床垫过软。

③ 若手正好贴在腰背部，说明床垫软硬适中，是可以让脊椎休息时呈自然"S"形的好床垫。

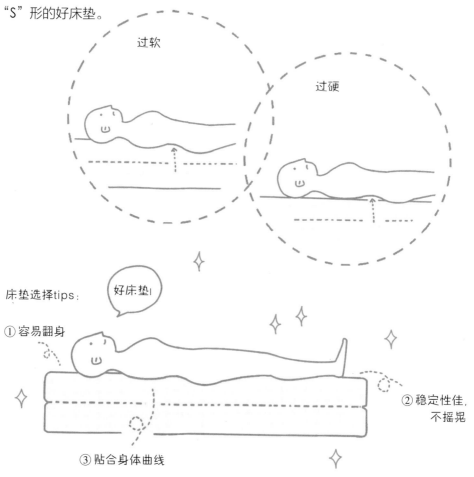

3.被子

有了优质的床和床垫，还应挑选一床优质的被子。被子的质量不仅会影响睡眠时的舒适度，而且关系到身体的温凉，所以既要考虑到材质，还应考虑到厚度。

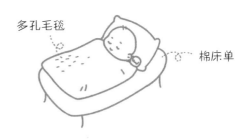

1岁以下的宝宝：偏爱棉床单和多孔毛毯

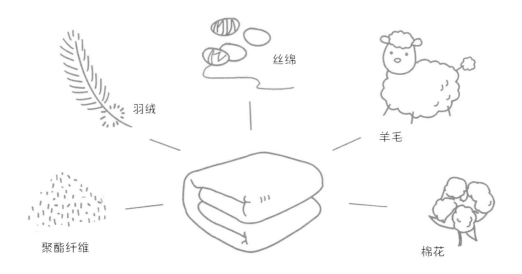

丝绵

羽绒

羊毛

聚酯纤维

棉花

TIPS

材质：

被子的材质多种多样，有羽绒、丝绵、羊毛、棉花、聚酯纤维等。羽绒保暖性佳，棉透气性高，不同的材质各有各的特点。此外，我们建议不要一套被子过四季，冬夏有别，适时选择不同材质的被子，能助你睡得更安心。

夏天，像棉花、丝绵这样透气性好且轻薄的是首选。

冬天，像羽绒这样保暖、散湿又不重的是首选。

4.枕头

满足了身体所需的同时，也要注意睡眠时对颈椎的保护。1岁以前的宝宝不宜使用枕头，因为可能会导致窒息。一般人在睡眠时使用枕头，可以让身体在平躺时依然保持自然的S曲线，避免增加肩颈部的负担，消除疲劳。

（1）软枕头的材质有：

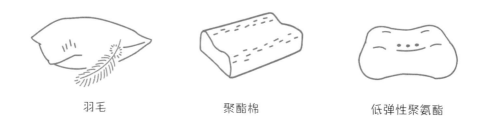

羽毛　　　　　　　　聚酯棉　　　　　　　低弹性聚氨酯

（2）硬枕头的材质有：

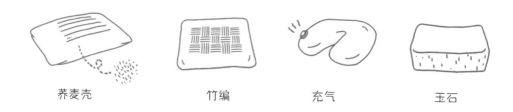

荞麦壳　　　　　竹编　　　　　充气　　　　　玉石

（3）挑选：如果躺下后，枕头刚好能填充你从后脑勺到脖子之间的空隙，它就是一个比较适合的枕头。商场的专柜一般会有专用测量器，在购买时，可以适当咨询一下销售员的意见。

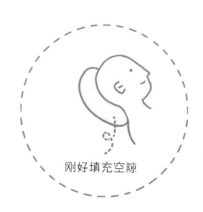

刚好填充空隙

（4）使用寿命：一般枕头的使用寿命为一年左右，使用特别材质的枕头的使用寿命能达三年及以上。当你发现枕头的弹性变差、质感消失、枕芯突出、外观变形的时候，就说明该"辞旧迎新"了。

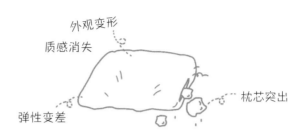

外观变形

质感消失

枕芯突出

弹性变差

（5）功能各异的枕头：

 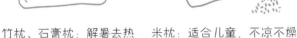 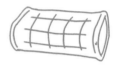

竹枕、石膏枕：解暑去热　　米枕：适合儿童，不凉不燥　　漆壳空心枕：清心明目，适合老人

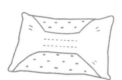 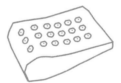

磁疗枕：辅助治疗神经衰弱、失眠、头痛、耳鸣　　健身枕：促进血液循环和新陈代谢、催眠

有人枕头的由来：最原始的枕头出现在新石器时代，古时候人们睡觉时，用石头或草捆成一堆把头垫高；战国时期有了竹枕；宋代司马光用小圆木做枕头，以激励自己学习，被称作警枕。

第五部　睡衣

一般而言，好的睡衣对提高睡眠质量有积极作用。

如果你是一位内心奔放、向往自由、无拘无束的裸睡主义者，那可以略过此段；不过如果你偏爱传统和矜持，睡觉爱穿衣的话，那睡衣的选择就至关重要了。

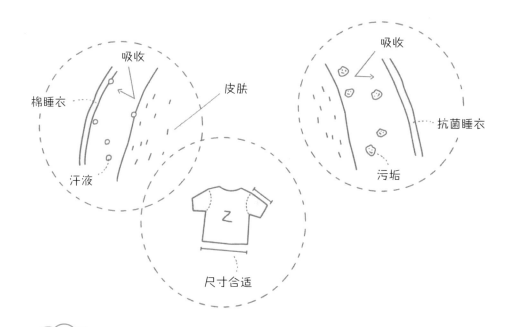

🗨️ **TIPS**

睡衣：

材质：首选棉布或丝绸。棉或丝绸，可以帮助吸收汗液，此外它们还拥有触感亲切、温柔如水的特点。

尺寸：睡衣的舒适性很重要。像那些紧身的，或者绑带的，翻个身就在身上纠缠不清的睡衣，是睡眠的敌人，不可选。

清洁：由于睡觉中我们也在不停地脱落死皮和污垢，所以如果睡衣具有抗菌防臭功能，便是不错的选择。

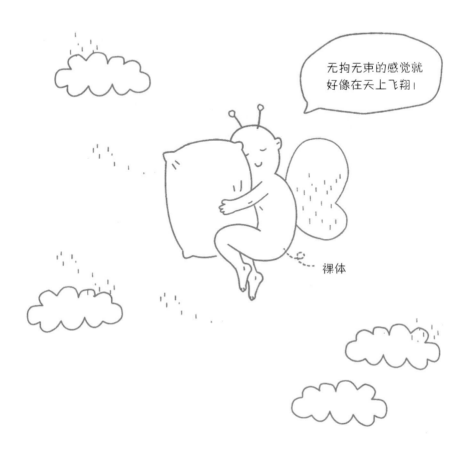

裸体

裸睡的好处

　　有人自从尝试了裸睡之后，就对穿衣服睡觉产生了一种抗拒感。对于裸睡，在保证干净和保暖的前提下，其实有不少好处，比如可以省去很多买睡衣的钱；能加快血液循环，有助于缓解便秘；还有利于肌肤排泄分泌物，增强身体免疫力的同时美容养颜；无拘无束的感觉，还能防治失眠……

七、芳香安眠

1928年，法国化学家亨利盖特福斯第一次提出"芳香疗法"。起初这种方法是用来治愈伤口的，不过很快，人们就发现了它在改善睡眠方面的奇特功效。

芳香材料

啤酒花：有名的镇静药和消化辅助剂，还有助于戒酒。可以减轻焦虑、紧张以及疼痛感。

洋甘菊：闻起来有苹果的香气，可以助眠，也可以制成香草茶饮用。

檀香：有一种森林木的独特芬芳，可以缓解紧张，促进身心安宁。

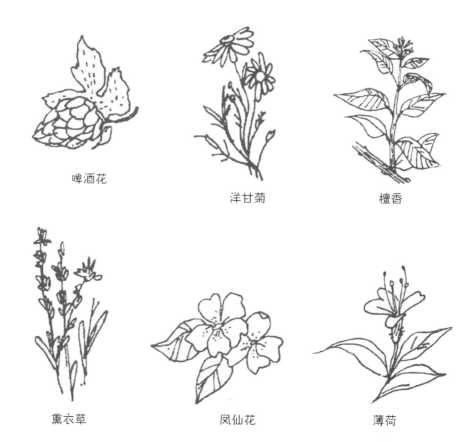

啤酒花　　　洋甘菊　　　檀香

熏衣草　　　凤仙花　　　薄荷

薰衣草：公认的抗抑郁、抗痉挛良药。还具有美肤、杀菌的神奇功效。

凤仙花：它的根对缓解紧张、焦虑情绪有奇效，可以制成液体或粉末来使用。

薄荷：对头疼、紧张、失眠有一定疗效。

芳香用具

檀香炉：点一些檀香，看香烟袅袅，恍惚间就要昏昏欲睡。

电子熏香炉：是目前比较流行的熏香器具，适用于各种香料以及香精油。

电式芳香灯：专为解决烛火隐患而设计，有时还能模拟烛光，让你感受到室内一片温馨。

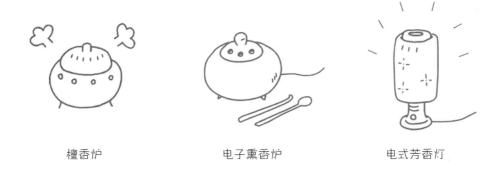

檀香炉　　　　　　　　电子熏香炉　　　　　　　电式芳香灯

高能预警：

　　不论选择何种芳香方式来增添睡眠情趣，都记得要先咨询业内人士以安全使用。大多数精油是不能直接接触皮肤的，另外，怀孕的准妈妈在使用精油时，要更加慎重。

八、睡前阅读

　　朋友，我知道这世界上有很多书是你愿意读的，也有很多书是你不愿意读或完全没兴趣的。那么，想要睡得更快更香？也许睡前来一本对你来说毫无吸引力的书，反可以助你安眠。

　　因为我们的大脑是如此不喜欢单调的刺激，当它发现你正在看一本让你提不起半点兴趣的书时，它会宁愿选择睡觉，来逃避这种折磨。

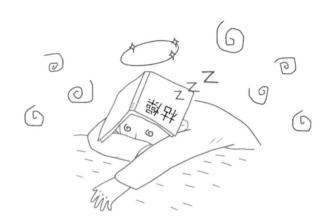

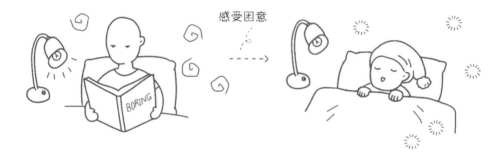

TIPS

　　（1）阅读前调暗光线。

　　（2）选择床头灯从身后照明，这样光亮可以照到书上，但不会刺激眼睛。

　　（3）在阅读中感受到困意后，及时关灯睡觉。

九、早起的美好一刻

厌倦了闹钟单调重复的叫早？不妨试试"阳光叫早法"。在没有电子设备的古代，人们"日出而作，日落而息"，依靠的就是太阳光这个纯天然"闹钟"。

睡前给窗帘留一条缝，当太阳升起，室外光亮可以达到10万勒克斯，而我们只需要约2500勒克斯的亮度就能被唤醒。

所以，早起第一件事，拉开窗帘，感受阳光吧！

当光线穿过视网膜，到达下丘脑，再去到大脑视交叉上核时，那个让人安眠的褪黑激素就会停止分泌，而体内的生物钟，则开始了新一天的规律运转。

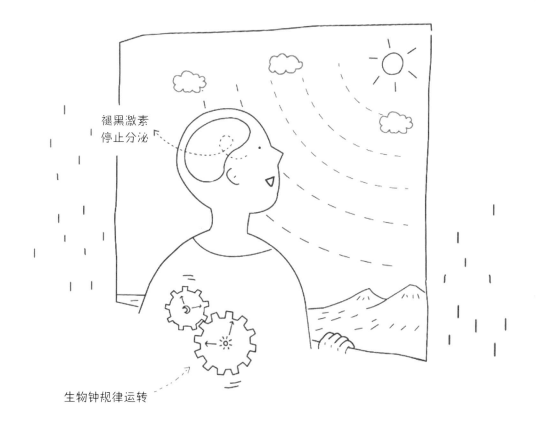

科学叫早法：

　　你被别人强迫起床时，是否有过起床气？别懊恼，也许有起床气并不是你的错，而是叫你起床的人的叫早方式不当。

　　就像俗语说的："良好的开端是成功的一半。"一场值得肯定的睡眠也离不开结束时完美的清醒一刻，糟糕的起床方式会毁了一整个早晨的品质。

　　而醒过来，绝不是睁开眼睛那么简单，在被叫醒的那一刻，我们的大脑需要完成一系列复杂的转换：检查环境安全→潜意识状态切换到意识状态→神经系统启动→四肢苏醒，简称"切换启动过程"。

　　在大脑完全清醒的过程中，首要步骤就是"环境安全检查"。然而简单粗暴的叫醒方式首先破坏的就是这个，这种惊吓会随即进入潜意识，长此以往，易带来一系列神经精神问题，比如冲动易怒、心境低落、反应迟缓、注意力涣散等。

　　所以叫人起床的方式也是有讲究的。

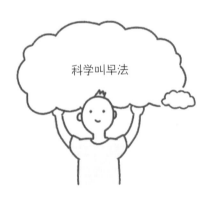

科学叫早法

1. 不适宜的叫醒方式

（1）一把掀开对方被子。

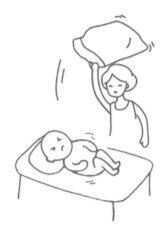

（2）大声开门，大吼："起床啦！"

（3）粗暴地拍打对方身体。

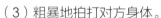

（4）隔几分钟叫一次，重复多次——这会让大脑的切换启动过程不断重启，就像不断对电脑开关机。

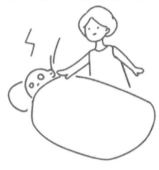

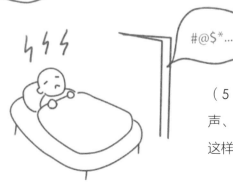

（5）噪音叫醒——刷牙声、走路声、谈话声等，这样最容易制造起床气。

2. 适宜的叫醒方式

（1）如前所述，光线叫醒。

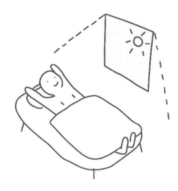

（3）音乐叫醒——舒缓的音乐
让人特有安全感。

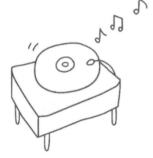

（5）轻抚叫醒——
给人温馨之感。

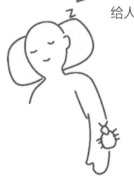

（2）早饭香气叫醒——用嗅觉给大脑
"开机"。

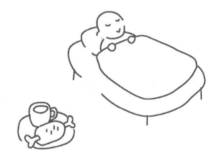

（4）轻唤叫醒——安全又体贴。

起床了

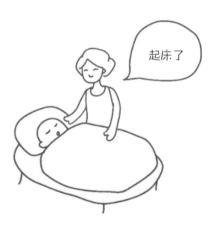

（6）固定叫醒方式——
找到让对方满意的叫醒方
式后，就不要轻易改动。
这样可给人一种安全感。

早起1分钟的伸筋活络操

Step1　眼睛睁开后的第一件事

　　早上醒来，不要马上起身，先继续躺在被窝里，慢慢地伸展全身。这时候什么都不要想，保持放空的心情，伸展一下身体。

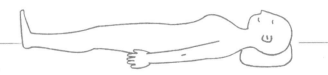

Step2　手脚慢慢延伸

　　手掌相对，将双手往上举直，手肘内侧紧贴两侧耳朵。双脚慢慢伸直，膝盖不能弯曲，慢慢伸展双腿。此时，集中意识地伸展每一根手指和脚趾。

伸展双腿

伸展手指

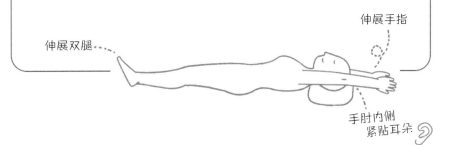

手肘内侧
紧贴耳朵

Step3　深呼吸15秒

　　继续躺在床上，进行深呼吸。从鼻子慢慢地大口吸气到腹部，吸气时腹部慢慢凸起，吸到极限后，再由嘴巴慢慢将气吐尽。此深呼吸动作持续15秒。

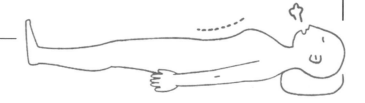

Step4　侧躺起身

　　从仰躺姿势变成侧躺，利用手臂力量慢慢从被窝起身。这样的起床动作不会伤害腰部及脊椎，身体也不会有任何负担。

PS：起床后，记得喝一杯水，可以补充身体一夜丢失的水分，还能刺激便意，排空肠道，才有好胃口享用早餐。

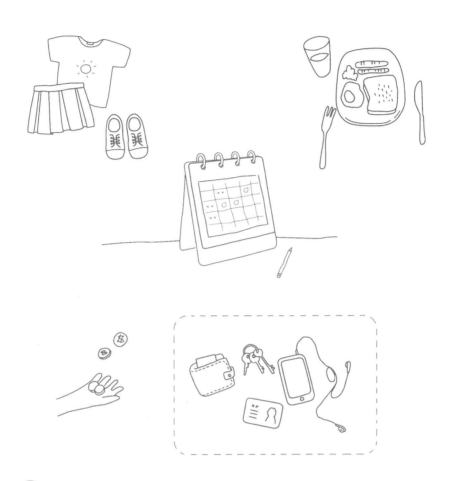

TIPS

如何避免一个忙乱的早晨：

（1）到底该穿哪件衣服？早餐吃什么？这些需要费心思做决定的事情，放到前一
　　　天晚上提前想好，就能尽量免去第二天早上的不知所措。

（2）检查日程表：总是爱忘事儿？不如把日程表挂在厨房或者放在餐桌上，准备
　　　早餐或吃早餐时，就能查看日程，看看这一天有哪些事是需要完成的。

（3）"伸手要钱"：伸——身份证、手——手机、要——钥匙、钱——钱包；出
　　　门担心忘带东西，可以记住这个四字诀。此外，把出门必带品都放在专用的
　　　储物袋，也能避免丢三落四或忘带东西。

十、不可小觑的午睡

德国科学家一项关于睡眠的研究发现，午觉是效率最高的一种睡眠。不少人，尤其是脑力劳动者都能体会到，午休后工作效率会大大提高。

许多人都有午餐后感觉疲倦的烦恼。有学者对这一现象进行研究，发现每日午后小睡10分钟就可以消除困乏，其效果甚至比夜间多睡两个小时还要好。

午睡tips：

1. 时间

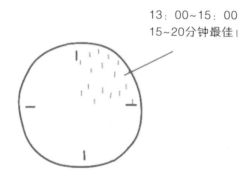

13：00~15：00
15~20分钟最佳！

时间过短，起不到消除困乏的作用；时间过长，导致"睡眠惯性"，醒来更困。

2. 姿势

　　还在简单粗暴地枕着胳膊睡吗？朋友，请善待你的脸和胳膊，别让它们早早因不良睡眠姿势的压迫而麻痹、变形。正确姿势应该是头靠椅背，身体伸直，头部最好垫一个枕头，腰部最好垫一个抱枕。这种姿势对防治颈椎病也有一定的好处。

　　（1）如果能躺，尽量躺着睡。

　　（2）隐形眼镜佩戴者，不要因为觉得午睡时间短就偷懒不摘眼镜。

　　（3）睡完感觉浑浑噩噩？那就起身洗把脸，再喝上一杯热茶。注意：含糖的甜饮料会让身体容易疲倦，不是好的选择。

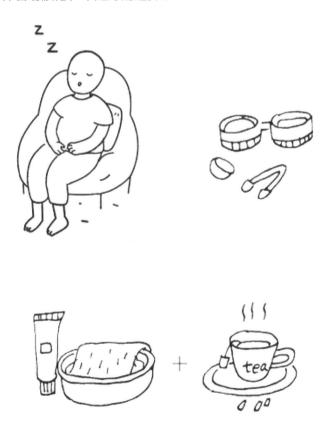

3. 道具

（1）枕头。最好选择U型枕，U型枕一般根据颈部工学设计，用途多样、健康舒适，对颈椎疾病的防治作用明显。

（2）眼罩。办公室往往光线充足，而且有的时候也不是所有人都会午睡，难免有人走来走去。所以最好买个眼罩，挡光不碍眼。

（3）毛毯。冬天天冷，而夏天办公室冷气一般比较足，午休准备一条毛毯，在保暖之余还可预防感冒。

（4）躺椅。条件允许的话，最好选择那种可以全平躺的躺椅，这样午睡时，可以让人全身都舒展开来。

（5）闹钟。有时候睡得特别香的话，容易睡过了点，所以最好设置下闹钟。

（6）音乐。在办公室里，精神难免会比较紧张，所以睡前可以听一会儿轻音乐放松自己的精神，然后再进入梦乡。

（7）毛巾或其他一些简易的洗漱用品。方便醒来后的洗脸程序。

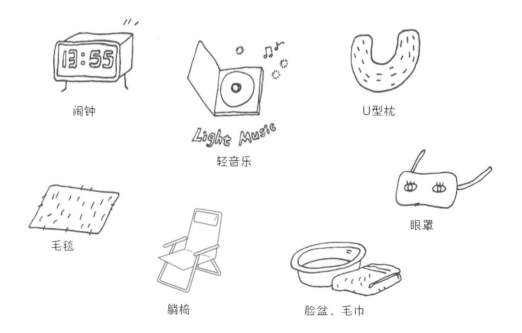

闹钟　　　　　　　轻音乐　　　　　　　U型枕

毛毯　　　躺椅　　　脸盆、毛巾　　　眼罩

十一、睡眠的"副产品"——梦

梦是发生在睡眠过程中的一种特殊现象。

据统计，一个人一生中要做104 390次梦，包括长梦、短梦、大梦、小梦。

英国科学家安东尼·史蒂文斯在《私密的神话——梦之解析》中说，以一般人的平均寿命为75岁来算，一个人的一生至少会做50 000个小时的梦，大约等于2 000天或6年的时间。

那么，梦是怎么发生的，又对睡眠有什么作用呢？

1. 关于梦的五花八门的说法

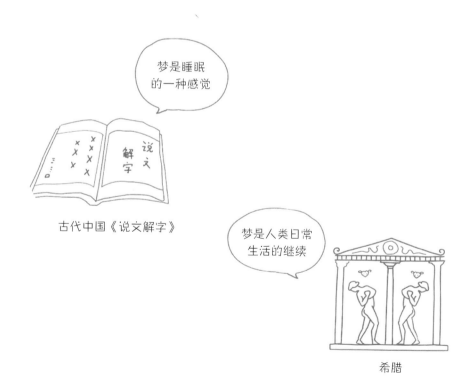

梦是睡眠的一种感觉

古代中国《说文解字》

梦是人类日常生活的继续

希腊

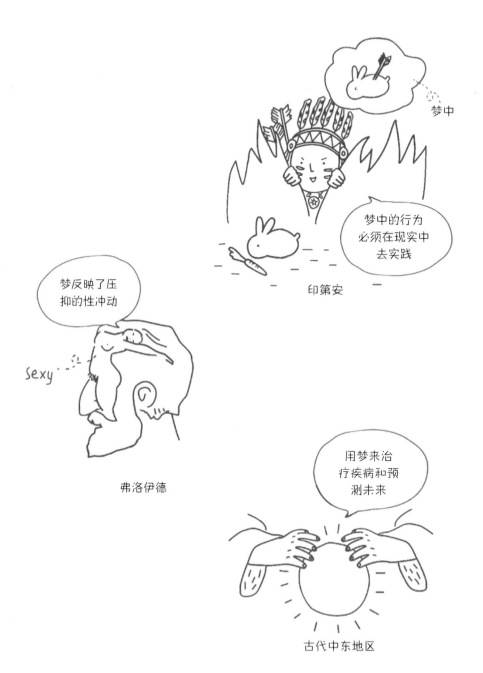

2. 梦是怎么发生的

　　我们已经知道睡眠有REM睡眠和非REM睡眠之分，而REM睡眠时的脑电波，和清醒时的脑电波十分相似，此时大脑进行着无意识的神经活动，表现出来的就是千奇百怪的梦境。

　　不过，有新的研究证实，在非REM睡眠中也能做梦，不过这个时候做的梦很难被记住；有时候觉得一夜无梦到天明，其实只是记不起何时做了梦罢了。

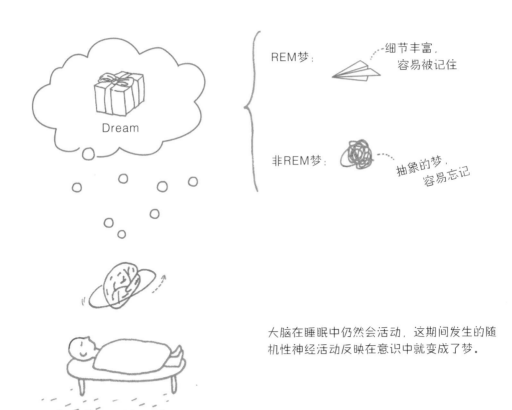

REM梦：　　细节丰富，容易被记住

非REM梦：　　抽象的梦，容易忘记

Dream

大脑在睡眠中仍然会活动，这期间发生的随机性神经活动反映在意识中就变成了梦。

3.梦的作用

　　既然每个人都会做梦，那梦到底有什么作用？

　　曾因发现了DNA的双螺旋结构而获得1962年诺贝尔生理及医学奖的弗朗西斯·克里克，提出了关于梦的"反向学习"的观点：梦境可以整理记忆，让大脑丢掉无用信息，然后把近期有用的记忆转变成长期记忆。这个观点在剥夺动物睡眠的实验中得到了证实。

　　此外，某些特定类型的梦境反复出现，还可能预示健康问题。

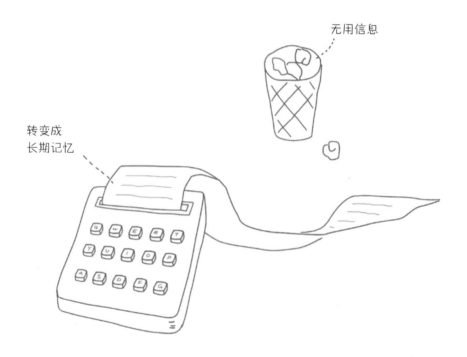

无用信息

转变成
长期记忆

（1）噩梦。研究证实，对于心律不齐的人来说，他们做噩梦的概率是一般人的3倍，而胸痛患者做噩梦的概率则是一般人的7倍。这可能是由于有心脏问题的患者容易造成大脑缺氧或供血不足，从而导致噩梦频发。

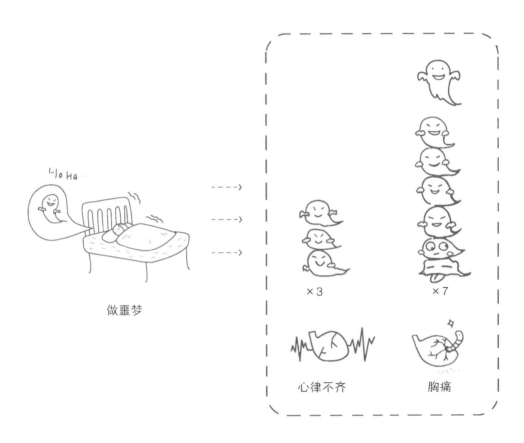

做噩梦

× 3

× 7

心律不齐

胸痛

（2）多梦。夜晚体温过高或者偏低、荷尔蒙问题、慢性病痛、抗抑郁药的影响等因素均容易导致睡眠时多梦。

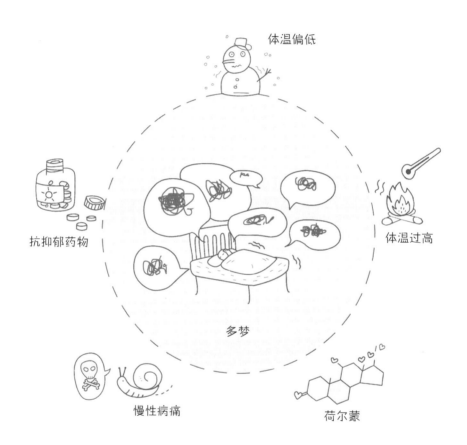

体温偏低

抗抑郁药物

体温过高

多梦

慢性病痛

荷尔蒙

（3）梦到被袭击。如果经常梦到自己被追逐、遭遇袭击的话，那么有可能是大脑、神经系统有隐患的征兆，还有可能是老年痴呆症或者记忆丧失等病症的前兆。

（4）眠浅、易醒。可能是肠胃不消化、食物脂肪含量高、体重过重、压力、抑郁等因素导致的。

（5）难忘的、奇异的梦境。酗酒人士在睡眠过程接近尾声的时候比较容易做梦境"栩栩如生"的奇异的梦，俗称"酒醒了"的状态，特别是在半梦半醒中容易做一些奇异、奇幻的梦。此外，抗生素和抗疟疾药物也会导致奇异梦境。

（6）性梦。关于性的梦在任何年龄段都可能发生，随着年纪的增长，做此类梦境的可能性也随之增大；但是这类梦境和他们的日常性生活并无直接联系，而是与他们创造力的提升有关。

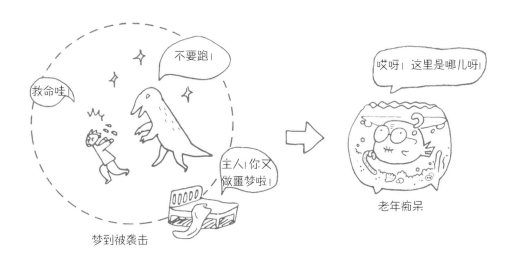

4. 动物和梦

（1）鱼类、两栖类、爬行类：不做梦。

（2）鸟类：做短暂的梦。

（3）哺乳动物：猫、狗、马、大象、老鼠、刺猬、松鼠、蝙蝠等都会做梦。

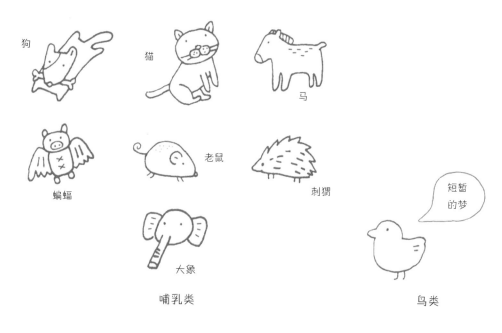

做梦的动物

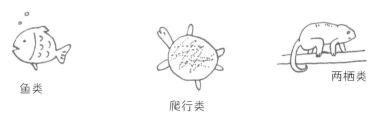

不做梦的动物

第四部分

睡眠最大的敌人—失眠

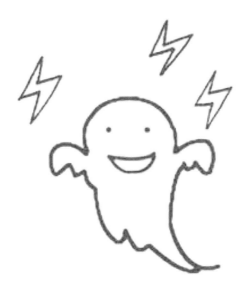

《2019中国青年睡商研究报告》显示中国年轻人睡眠主要有6大问题：熬夜太多、入睡困难、睡眠不足、习惯不好、知识欠缺、身心疲惫。

中国青年三大主流睡眠文化：夜猫子占领世界、没失眠过你就out了、晚睡面前众生平等。

75%的青年习惯熬夜，65%的青年每周最少失眠一次。

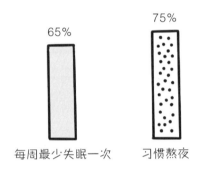

2019中国青年睡商研究报告

单身人士的二次伤害

调查显示，单身人士睡眠最差，23点之后就寝的占68.8%，75%有失眠现象；

已婚族睡眠最好，睡得早(23点之前就寝的占53.4%)，失眠少(37%有失眠现象)，入睡快(半小时以内占79%)。

英国伦敦大学发表在《心理医学》杂志的最新研究称，单身引起的孤独感会增加"应激激素"皮质醇的分泌，导致睡眠中断；而伴侣能够减轻我们的焦虑、紧张等情绪，让我们的睡眠更稳定。

在各种职业的调查中，熬夜指数排名第一的是金融业，凌晨1点以后就寝者占50%。

本以为在象牙塔的学生们能睡个好觉，没想到他们竟然跻身熬夜top3。

辅导班多、作业多、家长焦虑的高压下，学生的睡眠时间逐渐被缩短，睡眠质量也随之降低。

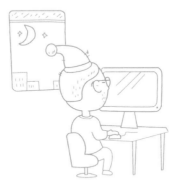

月收入10000~20000元的人睡得最好

钱不是万能的，但没有钱也是万万不能的。这点在睡眠问题上也体现得淋漓尽致。

调查显示，月收入10000~20000元的人睡眠最好，平均综合得分75.5；月收入3000元以下和20000元以上的人睡眠最差，3000元以下平均63.7分，20000元以上平均65.1分。

因为收入过高或过低都会造成一定压力，在一定程度上引起焦虑，降低睡眠质量。收入适中的人生活压力较小，睡得更好。

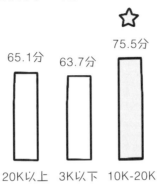

睡眠质量与收入水平

失眠

困扰睡眠的因素，被提及最多的就是失眠。其实位列影响睡眠因素名单的还有很多，只不过失眠是最广为人知的一种。那么，究竟什么是失眠，如何判断自己有没有失眠呢？

失眠自测：

（1）入睡困难。科学上叫睡眠潜伏期长，即躺在床上超过30分钟还没睡着。

（2）容易觉醒。是指睡到一半中途醒来，通常指夜间醒来次数≥2次，或者凌晨早醒。

（3）睡眠质量下降。睡得浅，多梦。

（4）总睡觉时长缩短。少于6个小时。

（5）白天乏力。又名"日间残留效应"，在次日早晨感到头昏脑涨、精神不振。

如果以上现象经常出现（比如3次/周或更多）并且持续1个月以上，导致生活饱受困扰，并且排除非神经系统疾病、使用精神药物或其他药物等的影响，就可以定义为失眠。换句话说，偶尔睡不着的原因众多，不必太过忧虑，但长期如此，就要引起重视了。

1. 为什么会失眠？

不同的人，失眠的原因也各有不同。但总的来说，有以下几种原因。

（1）躯体性原因，包括各种疾病引起的疼痛。比如关节痛、肌肉痛，以及心慌、咳嗽，皮肤病导致的瘙痒、高烧、腹胀、便秘、尿频以及其他各种不适症状。

（2）精神性原因。比如精神分裂症就常伴有失眠。

（3）药物性原因。降压药、平喘药等也会引起药物性失眠。

以上这三种失眠原因，去除诱因是治标又治本的明智之举。

此外，还有一种失眠原因，需要我们在身、心、习惯各个方面做改善。

（4）生理性原因。睡眠环境（包括卧室温度、亮度、空气湿度等）和时差。

关于睡眠环境：敬请回顾"享受睡眠全过程"里的内容，看看你的卧室还有哪些可以改进的空间。

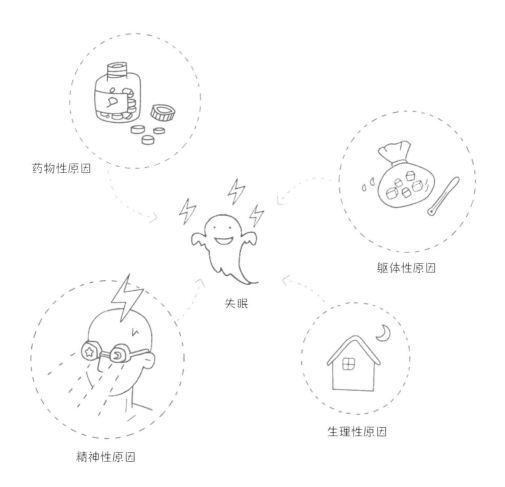

2. 关于作息时间上的时差

（1）时差党的表现

白天瞌睡。

夜晚难以入睡或时睡时醒。

胃肠功能紊乱，腹疼、腹泻或便秘。

总感觉疲劳、不安。

注意力难以集中、方向感混乱、时间感错乱、反应迟钝。

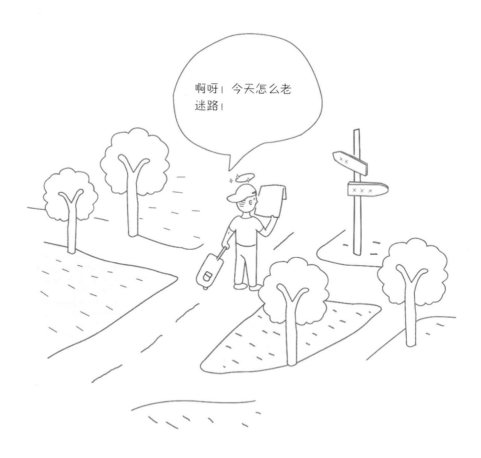

（2）避免时差小贴士

*出发前，按照目的地时间，提前调整生活周期，往东飞，要将起床、吃饭、睡觉时间提前；往西飞，则延后。调整越早，痛苦越小。

*旅途中，尤其在飞机上要多喝水，少喝酒和咖啡，避免脱水。

*在飞机上睡好，有助于倒时差，实在睡不着，吃一片短效安眠药也无妨。

*到达新时区，千万以当地时钟时间为准，而非自己的生物钟时间，不要在大白天睡觉，多接触阳光，做伸展运动，按时用餐。

*不到点尽量不睡觉，实在困也只能小睡一会儿；到点后调暗房间光线，让褪黑激素积极工作。

*第一天缓一缓，预留倒时差时间，如果是商务出差，最好提前一两天到达。

*倒时差神器：一种功能特殊的眼镜，在预设好目的后就能帮你制定"光照作息表"，提前模拟当地时间来调整光照强度，调节褪黑激素的分泌。

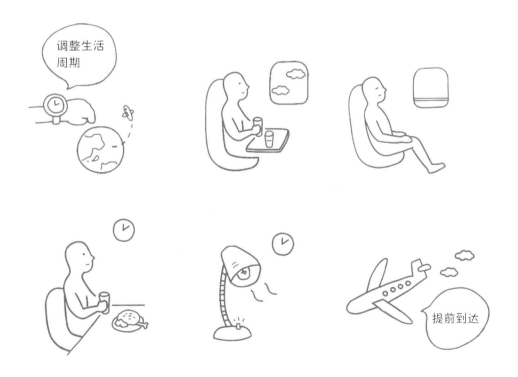

3. 人为原因

比如睡前饱食、消化不良、喝浓茶、摄入过量的咖啡因、过久地看书以及不定时睡眠等。

（1）关于睡前饱食

为什么一些变温动物需要冬眠？这是因为当气温降低、食物匮乏时，这些动物不得不靠"睡觉"来降低新陈代谢的速度。

虽然睡觉与冬眠不尽相同，但同样的，它们都更容易发生在肚子不那么饱的情况下，这是因为：

*体温较低的情况下容易引发睡意。而吃东西，会让我们的消化系统兴奋，就像你运动了会出汗一样，你的内脏兴奋起来也会让体温升高。因此睡前进食，就好像给本来要睡觉的器官"打了鸡血"，会严重影响接下来的睡眠质量。

*睡前饱餐不利于睡眠排毒。吃得过饱，人体的血糖含量会升高，进而会影响生长激素分泌。而生长激素能促进人体新陈代谢，帮助排毒。如果生长激素的产出不足，睡眠时人体的排毒就不顺畅，日积月累，会形成恶性循环。

因此，建议晚饭不要吃得过饱，并且最好在睡前4小时吃完晚饭。

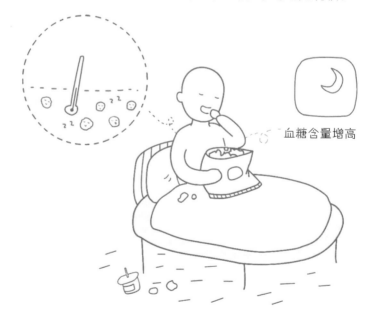

血糖含量增高

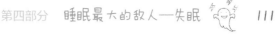

（2）晚餐吃什么

有研究发现，脂肪含量高的食物会刺激大脑中的"快乐中心"，这也是许多人一日三餐无肉不欢的原因。

而中华饮食文化丰富多样，高兴起来真的不知道烧花鸭、烧雏鸡、烧仔鹅、卤煮咸鸭、酱鸡、腊肉……到底该吃哪一个来犒劳自己。但是，为了在口腹之欲后还能睡个好觉，晚餐还是有的放矢比较好，像肉类等高脂高蛋白食物，身处膳食金字塔上层，需要辛苦的胃耗费更多时间来消化它们，你的体温也就会保持更长的升高时间，你的最佳睡眠就要在后面排更久的队，因此不建议晚餐时过多食用。

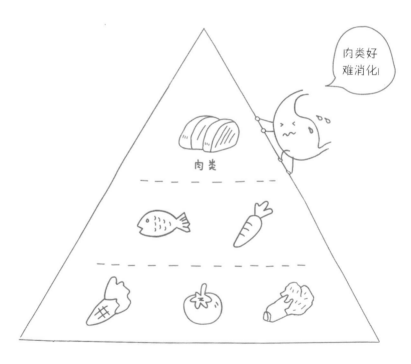

晚餐食材推荐：

糙米：香芋排骨糙米粥、杂锦炒糙米饭、桂花芦笋糙米粥。

馒头：黑米馒头、南瓜馒头、蜜枣馒头。

娃娃菜：木耳娃娃菜、五花肉烩娃娃菜、金汤娃娃菜。

糙米中含有丰富的B族维生素，不仅参与代谢，还能稳定睡眠节律，有"美容维生素"之称。娃娃菜中维生素C、维生素B和硒的含量都较高，这些维生素与馒头中的碳水化合物协同工作，能促进糖类分解和能量代谢，对治疗便秘、净化血液、促进睡眠、强化体质有很好的作用。

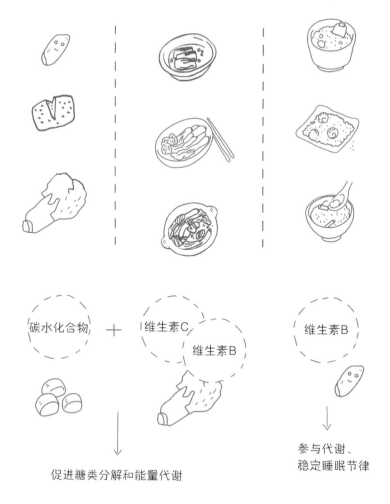

碳水化合物 ＋ 维生素C 维生素B

维生素B

促进糖类分解和能量代谢

参与代谢、稳定睡眠节律

扰眠食物曝光：

　　*辛辣刺激性食物：辣椒、大蒜等。

　　*高盐食物。

　　*胀气食物：大豆、红薯、芋头、玉米、面包等。

　　*油腻食物。

　　*粗纤维食物：韭菜、蒜苗、芥菜等。

饮食清淡

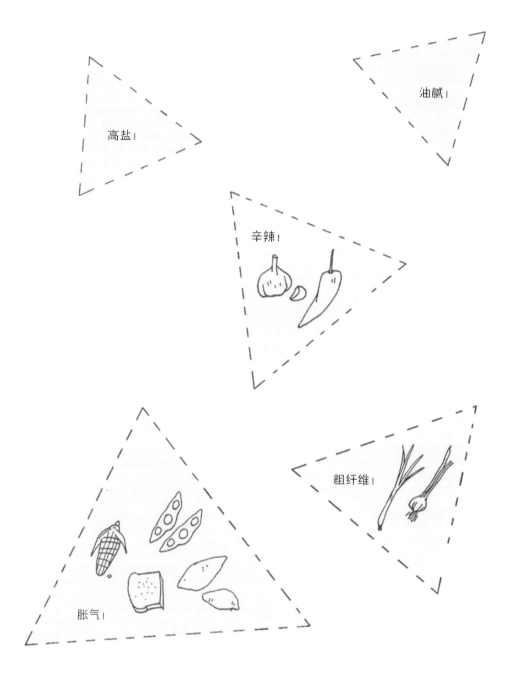

高盐|

油腻|

辛辣|

粗纤维|

胀气|

7种有助提高睡眠质量的食品

香蕉：香蕉含有镁，而镁是一种可以令肌肉放松的元素。

菊花茶：菊花茶有镇定效果，可以降低身体和精神的压力。

蜂蜜：蜂蜜中的糖分可以增加能量，小剂量糖分还能抑制大脑对食物的渴求。

土豆：土豆可以清除在身体中扰乱色氨酸工作的物质，让色氨酸正常发挥其镇静作用。

杏仁：杏仁富含可以促进睡眠的色氨酸和镁。

亚麻籽：亚麻籽富含有助于改善心情的ω-3脂肪酸。

小麦面包（纯麦面包）：可以提高体内色氨酸含量，进而使脑垂体合成更多的血清素，有益睡眠。

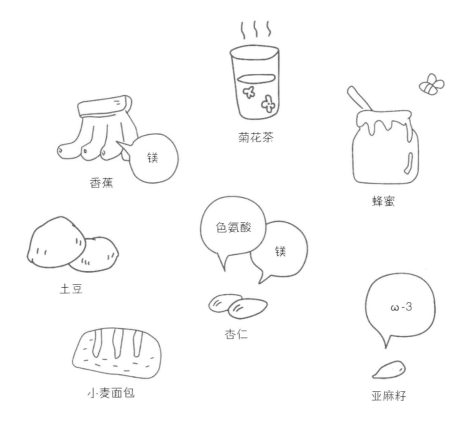

（3）关于消化不良

想要改善消化不良，除了药物治疗，还要注意饮食调理。

按时吃饭，多吃新鲜蔬果，口味清淡，避免辛辣刺激。

（4）关于喝浓茶和咖啡

喝茶和咖啡能提神，这是因为它们含有咖啡因——一种能干扰大脑睡眠中枢的物质。

咖啡因的威力有多大？

喝下1~2杯咖啡因含量高的饮品后，一般能让人持续亢奋4~5小时。

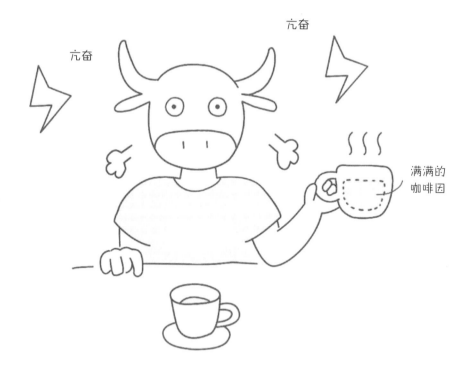

显然，睡前，实际上最好在傍晚以后，就不建议喝含咖啡因的饮料了。

含咖啡因的东西有哪些？

除了咖啡和茶，还有一些常见的食品和药物中也含有咖啡因，比如：

*冰激凌、酸奶、可可粉、巧克力。

*一些镇痛药和处方头痛药。

*一些减肥药、感冒药。

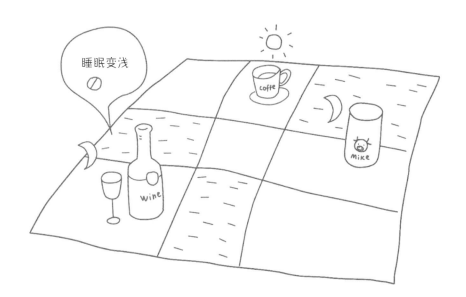

4. 关于睡前阅读

睡前适度阅读可以助眠，不过不建议阅读如犯罪悬疑、暴力血腥等比较耗费精神的题材。

此外，睡前不建议玩手机、电脑、平板等，不要小看一块电子屏发出的光，它足以抑制大脑分泌褪黑激素，从而影响你的睡眠质量。而很多时候，在睡前刷微信、微博及其他，提神效果不亚于喝下2杯醇正黑咖啡。

5. 熬夜、不定时睡眠

人体的生物钟决定着我们日出而作、日落而息，顺应生物钟的运转规律，很大程度上是人们获取优质睡眠的一种保证。而熬夜或不定时睡眠等违背生物钟规律的做法，容易导致睡眠节律紊乱，让大脑不知所措，从而影响人的睡眠。

但是，在竞争激烈的都市生活里，熬夜这件事也往往是身不由己。很多时候，学习、工作、应酬……人们被各种枷锁桎梏，不得不熬夜。

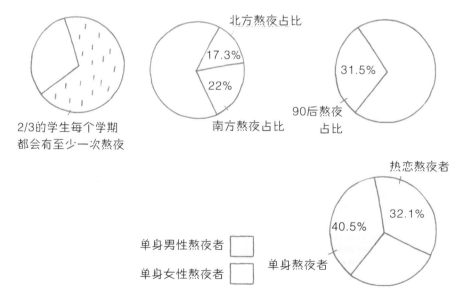

2/3的学生每个学期都会有至少一次熬夜

北方熬夜占比 17.3%
22% 南方熬夜占比

31.5%
90后熬夜占比

热恋熬夜者 32.1%
40.5%
单身男性熬夜者 □
单身女性熬夜者 □
单身熬夜者

数据来自网络社交平台调查报告《中国网民熬夜报告》

（1）熬夜时不宜

喝咖啡：只能暂时提高注意力，但容易使人精神紧张。

吃夜宵：能补充能量，但会减慢反应速度。

运动：能促进血液循环，但过度反而会加剧疲劳。

听音乐：能令人精力充沛，但会分散注意力。

调亮灯光：有助于集中注意力，但会加重眼疲劳。

（2）熬夜时建议

不得不熬夜的话，建议可以中途"打个盹"。死扛不如干脆小睡一会儿，即使不能躺下，坐着小憩也能让精力和免疫系统有所恢复。但要记得调好闹钟。

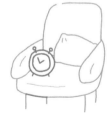

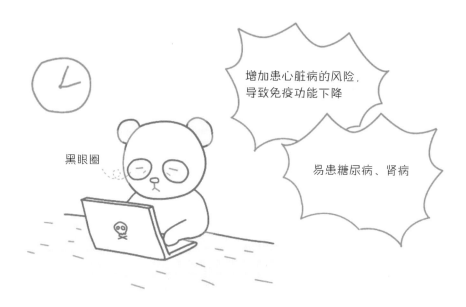

（3）长期熬夜是禁忌

　　虽然有时熬夜不可避免，但也不应长期熬夜。不管熬夜时做了多充足的措施，长期熬夜都依然会带来各种危害：

　　① 会增加患心脏病的风险。

　　② 导致免疫功能下降，患病风险增加。

　　③ 导致糖耐量受损，易患糖尿病、肾病。

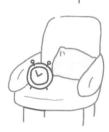

6. 心理性原因

压力、抑郁、神经衰弱等精神性因素，也是导致失眠的原因之一。

（1）关于压力

心理压力即精神压力，现代生活中每个人都难以避免。适度的压力能促人进步，让人成长；可有时候，压力过大，容易导致失眠。

想要赶跑压力，不妨尝试：

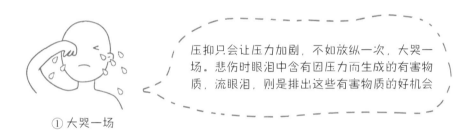

压抑只会让压力加剧，不如放纵一次，大哭一场。悲伤时眼泪中含有因压力而生成的有害物质，流眼泪，则是排出这些有害物质的好机会

① 大哭一场

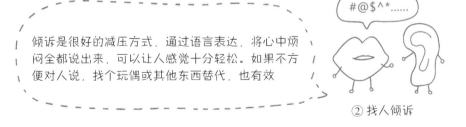

倾诉是很好的减压方式，通过语言表达，将心中烦闷全都说出来，可以让人感觉十分轻松。如果不方便对人说，找个玩偶或其他东西替代，也有效

② 找人倾诉

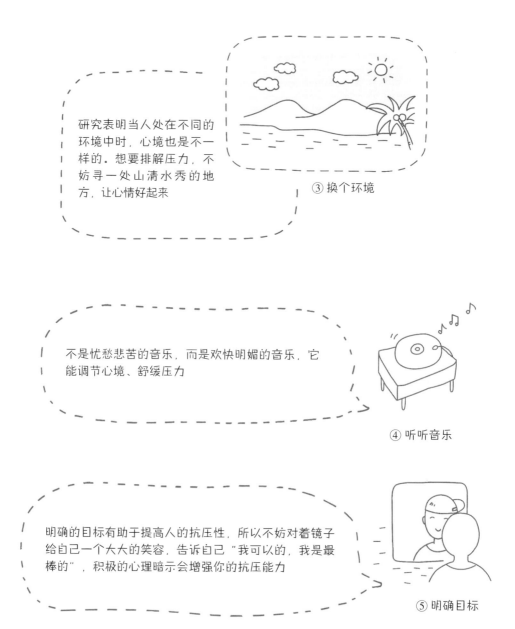

研究表明当人处在不同的环境中时，心境也是不一样的。想要排解压力，不妨寻一处山清水秀的地方，让心情好起来

③ 换个环境

不是忧愁悲苦的音乐，而是欢快明媚的音乐，它能调节心境、舒缓压力

④ 听听音乐

明确的目标有助于提高人的抗压性，所以不妨对着镜子给自己一个大大的笑容，告诉自己"我可以的，我是最棒的"，积极的心理暗示会增强你的抗压能力

⑤ 明确目标

（2）关于抑郁

欲望得不到满足、愤怒被长久压抑、比较带来的自卑……这些都可能使多愁善感的人类产生抑郁。

*测测你有没有抑郁情绪：

【这是由美国精神医学会（American Psychiatric Association，简称APA）出版的《精神疾病诊断与统计手册》第5版（DSM-V）推荐的PHQ-9抑郁症检测量表】

最近2个星期里，您有多少时间受到以下任何问题的困扰？	完全不会	几天	一半以上日子	几乎每天
1. 做事时提不起劲或只有少许乐趣	0	1	2	3
2. 感到心情低落、沮丧或绝望	0	1	2	3
3. 入睡困难、很难熟睡或睡太多	0	1	2	3
4. 感觉疲劳或无精打采	0	1	2	3
5. 胃口不好或吃太多	0	1	2	3
6. 觉得自己很糟，或觉得自己很失败，或让自己或家人失望	0	1	2	3
7. 很难集中精神做事，例如看报或看电视	0	1	2	3
8. 动作或说话速度缓慢到别人可察觉到的程度，或正好相反，烦躁或坐立不安，动来动去的情况远比平常多	0	1	2	3
9. 有不如死掉或用某种方式伤害自己的念头	0	1	2	3

把第1条到第9条的得分相加，你的得分是 _____

结果判断：

0~4分，没有抑郁情绪。

5~9分，可能存在轻度的抑郁情绪。

10~14分，可能存在中度的抑郁情绪，最好咨询心理医生或心理医学工作者。

15分以上，可能存在中度到重度的抑郁情绪，建议及时咨询心理医生或精神科医生。

出现了轻度的抑郁情绪？不要着急。5种调节抑郁情绪的简单方法可以试起来：

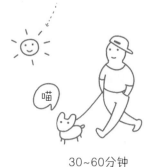

天然抗抑郁药

30~60分钟

① 阳光疗法

　　研究证实，阳光，尤其早晨的阳光，是天然抗抑郁药。如果坚持每天早晨连续散步30~60分钟，让自己好好沐浴一下温暖的阳光，抑郁的心情也会随之消失。这对于季节性抑郁症（抑郁情绪在季节转换时有所发展，表现为冷淡消沉、无精打采、工作效率下降）尤为适合。

② 活动疗法

　　活动后可以给人一种轻松和自己做主的感觉，有益于克服忧郁和孤独感。多活动活动身体，能够给心情带来意想不到的放松作用。这里的活动可以是任何形式的，慢跑、散步、收拾房间等。

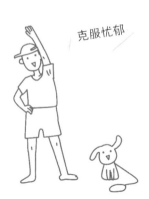

克服忧郁

③ 营养疗法

　　有专家认为，缺乏某种单一营养物质也容易引起忧郁症。食物中所含的维生素和氨基酸对于人的精神健康具有重要影响，均衡营养，补充维生素，不仅有益身体健康，也有益心理健康。

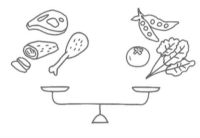

均衡营养

④ 交际疗法

　　研究表明，善于社交者比喜欢独处者在精神状态上要欢快得多。获得较多的社会支持甚至可使人延年益寿。

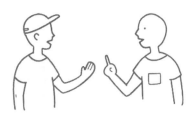

交际疗法

⑤ 心理疗法

　　心理疗法主要用来干预或改变不适当的认知或思考习惯、行为习惯。当进行自我调节仍然无法改变现状时，不必讳疾忌医，要向专业医生寻求帮助，借助药物，将大有裨益。

　　你可以多专注于以下积极想法：

——生活中积极的事

——白天取得的成就或愉快的经历

——你最愉快的一个假期

——你期待的某些东西

类似的积极想法能帮助你摆脱消极思维，更容易放松身心、安然入眠。

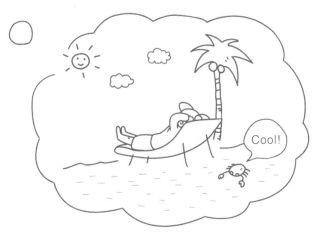

愉快假期

（3）关于神经衰弱

　　神经衰弱容易导致失眠，而失眠又会进一步加重神经衰弱，这很容易形成一种"死循环"。想要打破这种循环，需要自我调节与临床治疗双管齐下。

　　自我调节：

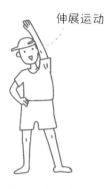

伸展运动

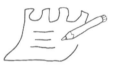

*坚持锻炼身体可以促进身体健康，缓解情绪上的波动

*制定合理作息计划，按照作息时间规律地安排生活和学习

　　临床治疗：

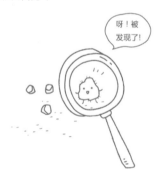

呀！被发现了！

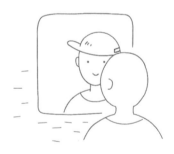

*找出病因。所谓标本要兼治，医生开出的药方可以缓解症状，但消除生活中隐藏的各种病因才能对神经衰弱斩草除根

*控制情绪。在医生的帮助下，改变各种不良情绪，这也能有效杜绝疾病的二次复发

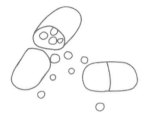

药物治疗：主要是使用抗焦虑剂和协调兴奋与抑制之间平衡的药物进行相应治疗。

心理治疗：常用的有放松疗法和催眠暗示法。

①放松疗法：这是一种通过一定程度的训练，学会在精神上和躯体上进行放松的行为疗法。即练习如何按照自己的意志逐渐放松全身肌肉，继而获得心理上的放松。

②催眠暗示疗法：此法须在心理医生的指导下进行。它利用催眠术使患者处于类似睡眠的状态，然后进行言语暗示或精神分析，以达到了解病因和消除症状的治疗目的。

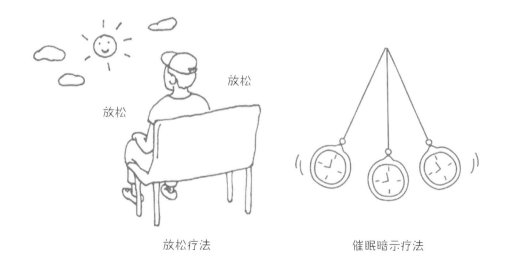

放松疗法　　　　　　　　　催眠暗示疗法

第五部分

睡眠的其他"敌人"

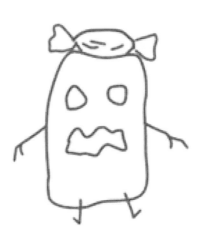

困扰睡眠的因素不仅仅有失眠。

我们把包括失眠在内的所有睡眠困扰统称为睡眠障碍。

失眠症	因为压力等导致怎么也睡不着的情况。表现为入睡困难、睡一半醒来、睡不熟等
嗜睡症	不分昼夜地被睡意困扰，即使大白天也可能聊着天就忽然睡着，并且一旦入睡就很难自然苏醒
睡眠呼吸障碍	以"睡眠时呼吸暂停综合征"为代表，指在夜间睡眠7小时内，口或鼻腔气流持续停止10秒以上，并超过30次者
昼夜节律性睡眠障碍	俗称"生物钟紊乱"，由于生活不规律、作息时间昼夜颠倒等导致

让我们来具体问题具体分析。

一、嗜睡症

嗜睡症的典型症状为不分场合地出现强烈困意，并出现不同程度、不可抗拒的入睡。

1. 嗜睡症的表现

（1）猝倒：65%～70%的患者在情绪激动，比如大笑、恐惧、焦虑、恼怒时，身体突然因感觉无力而跌倒。

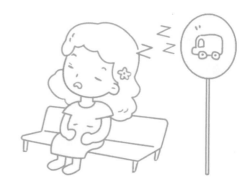

（2）入睡幻觉：12%～50%的患者在REM睡眠中，难以区分现实与梦境。

（3）睡眠麻痹：15%～34%的患者在醒来后有无法挪动四肢也无法发出声音的经历，常伴随有幻觉的恐惧感和濒死感。

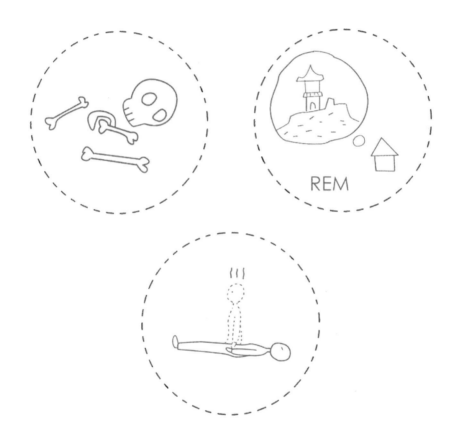

2. 治疗

嗜睡症曾长期被认为是原发性精神障碍的一种，不过现在已经被更理智地划归为一种器质性睡眠障碍，并带有明确的遗传因素。咨询专业医生并积极接受治疗是最科学合理的办法。

二、睡眠呼吸障碍

睡眠呼吸障碍，除了睡眠时反复发生呼吸停顿和低通气（导致打鼾）外，还伴有白天的嗜睡。这是患者们夜晚反复睡眠中断，睡眠质量下降导致的。

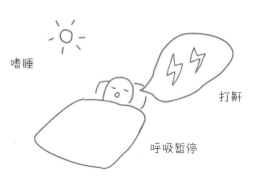

嗜睡

打鼾

呼吸暂停

1. 测测你有没有睡眠呼吸障碍

生活中人们比较容易忽视睡眠障碍问题，总以为只是太累了的缘故。可以通过测试看看实际情况如何：

☐ 起床时头疼   ☐ 有长胖的趋势

☐ 觉得注意力、记忆力下降   ☐ 睡觉打呼噜

☐ 自觉睡得不熟   ☐ 睡相差

☐ 白天困倦很想睡   ☐ 睡觉时盗汗

☐ 夜里起来上厕所好几回   ☐ 脖子短粗

以上几条，符合的项目越多，患有睡眠呼吸障碍的可能性越大。如果自觉"嫌疑"重大，可以咨询耳鼻喉科的专家，尽早确诊。

2. 睡眠呼吸障碍，不可小觑

睡眠障碍疾病（SDB），包括阻塞性睡眠呼吸暂停低通气综合征(OSAHS)、上气道阻力综合征（RARS）等睡眠中以呼吸紊乱为主要表现的一系列疾病。睡眠障碍疾病（SDB）可导致以下多种疾病的发生。

（1）癌症

阻塞性睡眠呼吸暂停（OSA）患者的癌症死亡率较无呼吸暂停者高 3.4 倍。睡觉打鼾、经常在夜间醒来或白天嗜睡的人应引起注意，要及早咨询相关睡眠专家，特别是在本身罹患癌症或存在引发癌症的相关风险因素的情况下。

（2）伤害眼睛

睡眠呼吸暂停综合征会增加患者视网膜神经纤维层厚度变薄的风险。阻塞性睡眠呼吸暂停综合征（OSAS）会降低氧气的供应，导致青光眼、眼压增加，还会加重视野缺陷和减少视网膜神经纤维层厚度。

（3）脑中风风险

相对而言，男性因睡眠呼吸障碍（SDB）导致的夜间血氧不足、睡眠不足等，以及发生脑卒中，也就是脑中风的风险会比女性要高。

（4）糖尿病、肾病

阻塞性睡眠呼吸暂停综合征（OSAS）与2型糖尿病密切相关，二者有很高的共患率。阻塞性睡眠呼吸暂停综合征会增加机体的氧化应激作用。因此，患有OSAS的同时，可能也会增大糖尿病、肾病的患病概率。

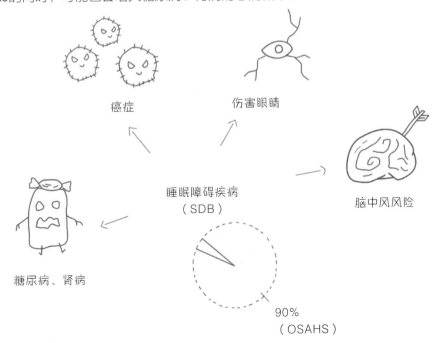

3. 应对有方

想要改善睡眠呼吸障碍，除了遵循医嘱进行治疗外，在平时生活中做到以下几点，也会大有裨益：

（1）侧卧睡觉

采取侧卧的方式睡觉，可防止咽部组织和舌后坠堵塞气道，还可以减轻由腹部、胸部、颈部的额外重量造成的气道压力。

（2）不要睡前饮酒

酒精和一些药物（如镇静剂、安眠药，以及抗组胺药物）会使呼吸变得浅慢，还会使肌肉比平时更加松弛。这使得咽部的组织更容易阻塞气道，加重鼾症及睡眠呼吸暂停，因此打鼾的人最好不要睡前饮酒。

（3）减重

睡眠呼吸暂停多发生在肥胖人群中。减肥会有助于呼吸顺畅，而保持一个在正常标准内的健康体重，对治愈打鼾和睡眠呼吸暂停综合征有很大帮助。

（4）多运动

锻炼可以帮助患者增强肌肉力量，增强肺功能。

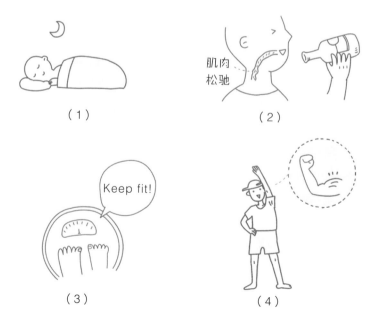

（1）　　　　　　　　　　（2）

（3）　　　　　　　　　　（4）

三、昼夜节律性睡眠障碍

　　昼夜节律性睡眠障碍通常可由两方面原因导致，其一是环境因素。多由时差和昼夜轮班工作导致，可参考P109"避免时差小贴士"。其二是内源性昼夜节律系统发生变化。常见的包括睡眠时相延迟综合征（Delayed sleep phase syndrome，DSPS）、睡眠时相前移综合征（Advanced sleep phase syndrome，ASPS）和睡眠－觉醒节律障碍（sleep-wake rhythm disorders）等。

　　治疗方法：

　　DSPS：主要有时间疗法、光照疗法及褪黑素疗法。

　　ASPS：光照疗法应用最为广泛。

　　睡眠－觉醒节律障碍：增加社会活动、体育锻炼；白天尽量身处光照环境中，夜晚入睡前后减少光照和声音干扰。可以在下午固定小憩的时间，避免日间过多的小睡时间，有助于获得理想睡眠。

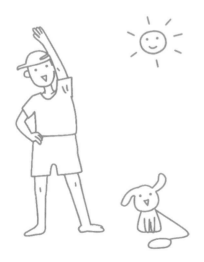
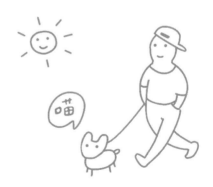

光照疗法

四、失眠职业排行榜

最易失眠的几类职业，你中招了吗？

　　失眠涉及各行各业，而尤以以下这些职业多见。在最近的《中国网民失眠地图》调查中，睡眠障碍的"最高发"，被IT从业者"荣幸"获得。

No.1 IT从业者

　　失眠原因：加班。对IT人来说，"996"制度外的加班，才叫加班。

　　注："996"即早上9点上班，晚上9点下班，一周上班6天。

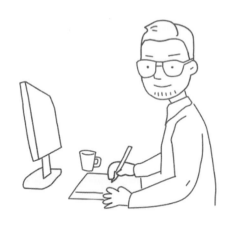

No.2 广告/公关人

失眠原因：相较于其他职业而言，广告行业变化波动比较大。移动网络成为生活主角的今天，受众和媒体更看重创意的吸睛度，所以广告人需要以睡眠为代价，不断更新知识库，不断为工作提供新的策划点。

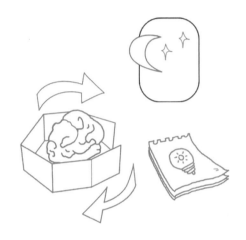

No.3 公务员

失眠原因：以往被视为"铁饭碗"的公务员，意外地在这次调查中跻身前三，对于追求进步的青年来说，工作单调、收入有限的重复劳动显然不足以证明他们的人生价值。

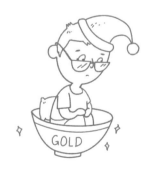

No.4 医务人员

失眠原因：工作多，压力大，经常值夜班，结果在不值夜班的日子里也习惯了晚睡。

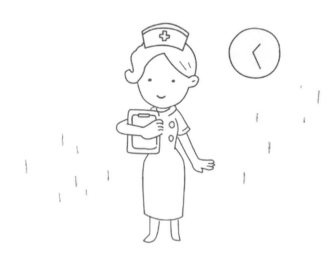

No.5 教师

失眠原因：基本上，教师失眠人群相对较少。那些失眠严重的，通常都是带毕业班、面临升学压力的老师们。

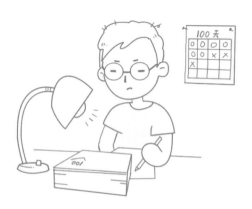

第六部分

睡成大美人

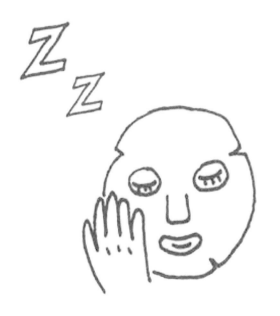

能够酣畅地享受睡眠全过程，将睡眠困扰拒之门外，使得具有美容养颜功效的"生长激素"和瘦身功效的"皮质醇"规律分泌，则实现"睡成大美人"的目标便指日可待。但优质睡眠之计不应只局限于夜晚，想要更加事半功倍，还应从一日之晨开始。

一、优质早餐

经过夜晚漫长的睡眠时间，迎来身体最活跃、新陈代谢最旺盛的早晨，这时，一顿合理搭配的营养早餐是多么善解人意的选择。

营养早餐：

1. 煎蛋饼：按2∶1的比例在碗里加入面粉和小米面，加水、盐拌匀成稍微黏稠的面糊；不粘锅里抹一层薄油，倒入面糊，迅速转动锅子铺平底部；撒上煎过的培根碎、香葱，打上一个鸡蛋，拌匀，稍凝固时翻面，煎熟即可。

2. 红薯粥：用红薯和大米熬粥。

3. 蔬果：番茄、黄瓜、苹果、橙子等都是不错的选择。

美食点评：

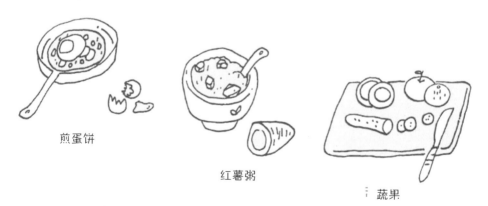

煎蛋饼

红薯粥

蔬果

　　蛋饼中富含蛋白质，蛋白质中的色氨酸能合成血清素，而血清素能让人白天精力充沛，还能在晚上转换成褪黑激素，褪黑激素可诱导优质睡眠。

　　蔬果中含有新鲜的维生素、矿物质、食物纤维、有机酸等，能够改善肠道环境，促进排毒，美容美肤，提高机体免疫力。

其他早餐选择：

　　1. 鸡蛋挂面＋桃子＋酸奶

　　2. 春卷＋豆浆＋西瓜

　　3. 油条＋鸡蛋粥＋黄瓜

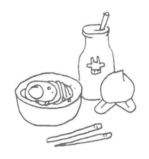

鸡蛋挂面＋桃子＋酸奶

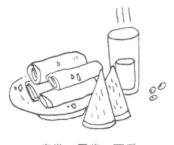

春卷＋豆浆＋西瓜

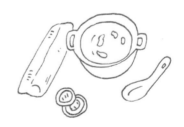

油条＋鸡蛋粥＋黄瓜

二、节律运动

生命在于静止与运动的和谐统一。

所谓"节律运动"，指的是一种有节奏、有规律的运动。日常生活中比较常见的节律运动有：咀嚼、爬楼梯、踮脚跟、散步、慢跑等。

1. 咀嚼

口香糖广告里经常会出现这样一句广告词："嚼口香糖可以紧致脸庞，让笑容更灿烂。"虽然这句广告词的真实性有待探讨，但看似微不足道的咀嚼运动，却确实能够促进唾液淀粉酶的分泌，让消化吸收更顺畅，同时有助于控制体重及缓解紧张情绪。

吃一口食物，咀嚼15~30次，还有助于产生饱腹感，减少饭量。

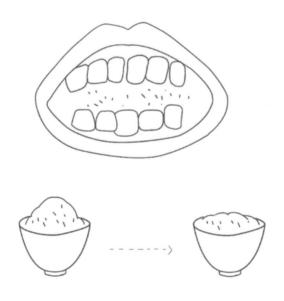

2. 爬楼梯

人每登高1米所消耗的热量，相当于散步走28米。其所消耗的能量是1 000千卡/小时。这个数值是静坐时的10倍、走路时的5倍、跑步时的1.8倍、游泳时的2倍、打乒乓球时的1.3倍、打网球时的1.4倍。

方法：

初学者采取循环法很容易上手。开始的时候，先爬3分钟楼梯，然后休息3分钟，之后再爬3分钟，反复进行。习惯之后慢慢将持续的时间加长，但注意时间最长不宜超过20分钟。

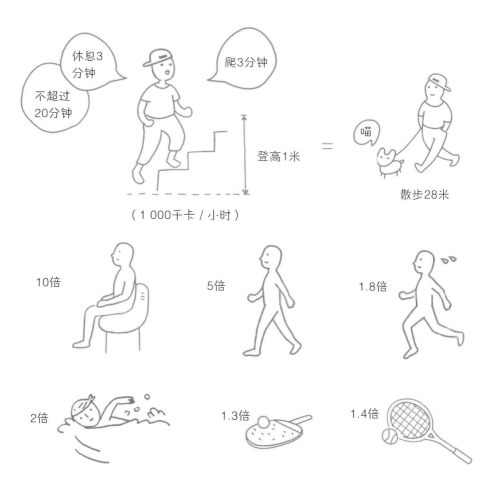

3. 踮脚跟

踮脚跟可以说是上天赐给懒人最简单、最有效的保健方法。它的历史悠久，早在西汉《引书》中就有记载踮脚跟，也就是"敦踵法"，说"敦踵以利胸中"，意思是踮脚有利于排解胸中积闷。

不过现在我们看重的，主要是它促进身体代谢循环、助眠的功效。

踮脚跟的三种姿势：

走路踮脚跟：30~50步/次，然后稍作休息，重复数次。

坐着踮脚跟：膝盖与大腿保持水平，可把两个矿泉水瓶或一只猫放在腿上负重练习，30~50次/组，速度自行调节。

躺着勾脚尖：两腿并拢伸直，将脚尖一勾一放，20~30次/组，速度自行调节。

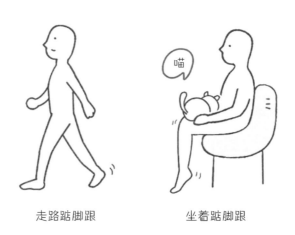

走路踮脚跟　　　　　　坐着踮脚跟

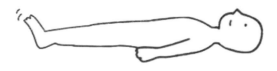

躺着勾脚尖

三、傍晚时分运动

运动是一件有益身心健康的事情。一般来说，傍晚时分是做运动的较佳时刻，能达到比较好的运动效果。

而且，傍晚时分进行运动后，人体会出现轻微的疲劳感，而这种疲劳感可以促进睡眠，提高睡眠质量，改善睡眠问题。

注意：运动要在晚餐前进行。餐后运动，尤其是21点后，会让神经兴奋性提高，导致入睡困难，适得其反。

1. 跳绳

跳绳是一项简单易行的有氧运动，能消耗身体多余的脂肪，减肥瘦身。

2. 下蹲

下蹲运动堪称是最经济实用又易上手的运动方法。做法：双腿张开站立（张开角度应比臀部宽），脚尖向外，双手交叉放在头后部，然后吸气，慢慢下蹲，然后吐气、吸气，吸气的同时注意利用脚后跟的力气回到起始动作状态。10次/组，2组/天。

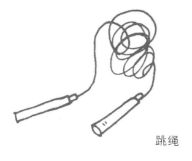

跳绳

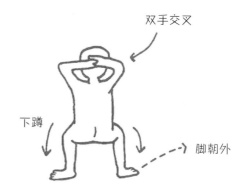

双手交叉

下蹲

脚朝外

3. 骑自行车

这项运动可以充分锻炼全身，简单方便。

4. 游泳

是一项有效的减肥塑身运动，可锻炼到全身肌肉群，对健康十分有益。

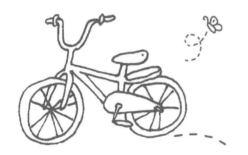

骑自行车

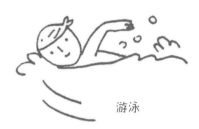

游泳

TIPS

每次运动至少12分钟，从而提高身体的运氧能力，可以燃烧更多的热量。

60分钟的运动比30分钟的运动多消耗近5倍的热量，坚持运动，消耗更多的卡路里，以达到瘦身和助眠的目的。

四、助眠瑜伽

睡前练一套助眠瑜伽，可收获一整晚的优质睡眠。

1. 开髋式

开髋动作可强化骨盆周围血液循环，具有镇定安神、助眠的效果。

Step1　先躺平，双脚屈膝，再慢慢将脚往左右两侧打开，膝盖下沉靠近地面，并将脚掌对脚掌。

Step2　将双手放在髋骨上，停留5~10分钟。

TIPS

开髋动作持续较久时，会感觉腿部发麻，可先将双腿恢复屈膝，再转身侧躺后慢慢起身，一般不会伤到后背、脊椎。

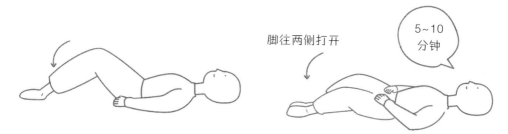

脚往两侧打开

5~10
分钟

开髋式

2. 扭转式

　　扭转动作可伸展颈椎、后背、侧腰肌群，此时深呼吸有助于畅通呼吸道，帮助身体进入休息状态。

Step1 躺平，将左脚弯曲，脚尽量靠近大腿根部。

Step2 右手轻碰左脚膝盖，将左脚靠向身体右侧，左手打直平放于地面。

Step3 视线看左手前端，右手将左脚下压至靠近地面，双肩着地，停留1~5分钟再换脚重复。过程中可深吸吐气，调节呼吸频率。

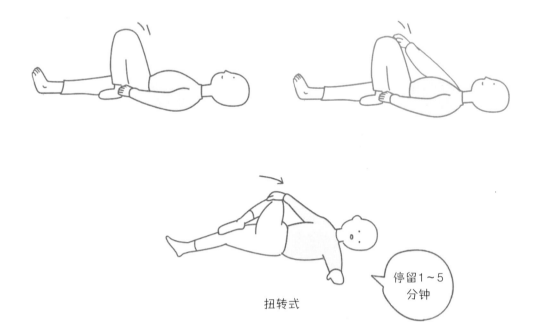

扭转式

停留1~5分钟

3.弯鸽式

弯鸽式可帮助伸展双腿外侧肌群，尤其对于平日缺乏运动、习惯久坐的上班族，可促进下半身血液循环，防止腿部赘肉堆积。

Step1 双手打开略大于肩宽，双膝跪地与肩同宽，脚尖点地，手臂撑起上半身离地，上身与双手臂、双腿呈90度。

Step2 脚掌往后踩地、臀部向后推高，人与地面呈大三角形，整个背脊到尾椎骨往天空处延伸，停留至少5个呼吸。

> **TIPS**
>
> 若觉得下犬式腿后侧筋很紧，无法打直，可尝试将脚尖踮起，双膝弯曲，维持头向下沉的状态且手臂打直、臀部推高，调整呼吸直到腿可向后伸直。

Step3 右脚跟离地，左膝向前往腹部方向勾起，再慢慢下放到地面，左脚外侧平贴地面且略微弯曲。

Step4 双肘撑地，右大腿前侧和膝盖着地，脚尖点地保持平衡，确认骨盆回正，勿抬起或歪斜，再将双手完全向前伸直，身体、右腿至脚背处都完全贴地，上身力量放在左腿，停留5~10分钟后换脚做重复动作。

> **TIPS**
>
> 筋较硬者，建议将毛巾垫在左臀下辅助，确认臀部不会一高一低歪斜，以避免受伤。

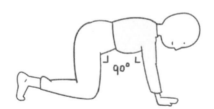

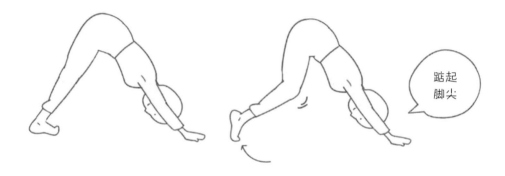

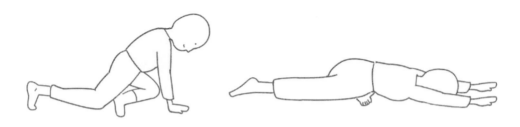

弯鸽式

4. 仰卧上抬腿式

仰卧上抬腿式有助于促进下半身血液循环，改善大腿、小腿曲线。

Step1　仰卧，双脚并拢，两臂自然放于身体两侧，掌心向下。

Step2　双腿缓慢抬高至与地面呈90度角，双腿伸直，自然呼吸。

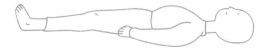

TIPS

对于后背较紧的人，将小毛巾垫在腰部下方，会感觉较为舒适。

Step3　步骤2的动作也可将双脚向左右两侧打开成V字状，可伸展大腿内侧肌肉，且同样可辅助开髋。

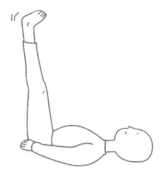

仰卧上抬腿式

五、安眠点按穴位法

人体中存在一些神奇的穴位，在睡前多多按摩，能起到缓解情绪、放松心情、促进睡眠的效果。

1. 攒竹穴

穴位： 两眉头凹陷处。

指法： 用双手食指或中指指端按揉1分钟。

作用： 清肝。

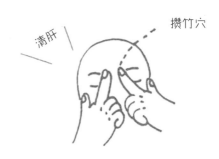

2. 印堂穴

穴位： 两眉头连线的中点处。

指法： 用中指指腹按揉2分钟。

作用： 镇静安神。

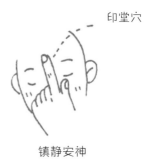

3. 安眠穴

穴位： 耳垂后的凹陷与枕骨下的凹陷连线的中点。

指法： 双手中指指端按揉2分钟。

作用： 镇静助眠。

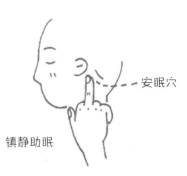

4. 率谷穴

穴位： 耳尖直上5厘米。

指法： 双手中指指端按揉2分钟。

作用： 除烦镇静。

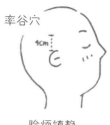

率谷穴

除烦镇静

5. 内关穴

穴位： 腕部横纹上6厘米。

指法： 拇指指腹轻轻按揉约1分钟。

作用： 宁心安神。

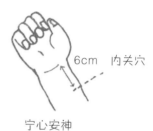

宁心安神

6. 神门穴

穴位： 小指侧腕部横纹头凹陷处。

指法： 拇指指端轻轻按揉1分钟。

作用： 助睡安眠。

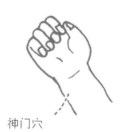

助睡安眠

后记

睡眠之美

庄周晓梦迷蝴蝶，说的是战国时期的庄子在睡梦中发现自己变成了一只蝴蝶，醒来以后不确定，究竟是自己在梦中化身蝴蝶，还是蝴蝶在现实里幻化成自己的故事。这大概就是理想睡眠的最高境界吧——飘飘然睡去，欣欣然苏醒，看世界仿佛都透过水晶。

虽说人类并不是唯一会失眠的物种，但确实是最容易失眠的物种。相比起动物们单纯简单的失眠困扰，人类睡不好觉的诱因就显得千奇百怪、烦冗复杂了。有时候觉得做一只宠物很幸福，吃了睡，睡了吃，日常除了偶尔被主人"蹂躏"，好像再没有什么其他的烦恼。可是人之为人，到底还有一些比吃与睡更高的精神追求，以及更多的欲望，想要的太多。欲望得不到满足时，往往在床榻间辗转反侧、长夜难眠，思索如何才能达成目的，却忘了身体才是革命的本钱。失去好的睡眠，就会损害健康，没有了健康，再多的目标都是空谈。

其实，睡眠本身就是上天恩赐给人类的礼物，梦境可以帮助你整理思绪，那些苦思冥想不得解的，有时安睡一觉反而迎刃而解。就像化学家凯库勒在梦中解开了苯分子环的奥秘、门捷列夫在梦中完成了元素周期表的排列、埃利亚斯·豪在梦中解决了缝纫机难题一样……如果他们也总是不睡觉的话，估计也就不会如此顺利地找到解决问题的方法了。

细想一下，很多时候，睡眠是唯一可以让我们彻底放松的时间，可以帮助我们将繁忙嘈杂都抛诸脑后。只有轻柔的呼吸、有节奏的心跳这些来自身体本来的、纯粹的声音相伴。然后来一场异想天开的梦境，让思想无拘无束、天马行空地畅游，世界仿佛就在眼前，或者说，你和你的梦，就是全世界，多么美好啊！

人生苦短，活在当下、享受睡眠、享受生活才是王道。

于是成书于此，盼你也能与我一样，每一天，在愉悦的思想中入睡，在晴朗的心境中醒来，拥抱阳光，拥抱生活。

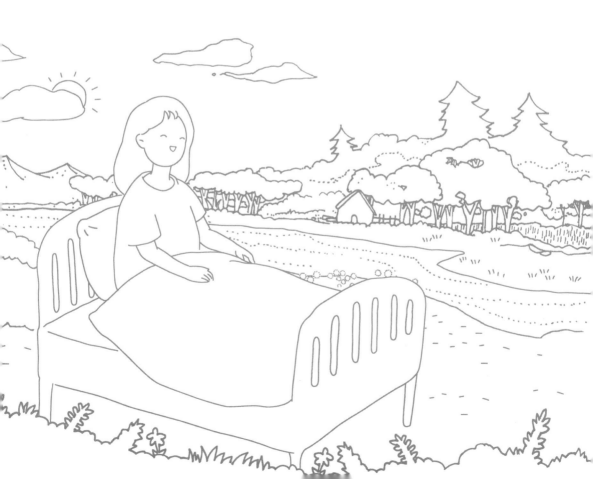